食用药用话人参

长春中医药大学养生研究所编纂

主　编　王淑敏

副主编　张啸环

编　者　（按姓氏笔画为序）

于　婷　王　欢　王艳杰　齐　放

刘晓波　杨彧秀　张　帆　张啸环

辛　杨　翁丽丽　徐　云　钱思妍

高炜博　董　欣

主　审　王者悦

U0341051

中医古籍出版社

图书在版编目（CIP）数据

食用药用话人参/王淑敏主编．–北京：中医古籍出版社，2015.5
ISBN 978 – 7 – 5152 – 0749 – 0

Ⅰ.①食…　Ⅱ.①王…　Ⅲ.①人参 – 中药疗法②人参 – 食物疗法
Ⅳ.①R282.71②R247.1

中国版本图书馆 CIP 数据核字（2015）第 079317 号

食用药用话人参

王淑敏　主编

责任编辑　朱定华
封面设计　韩博玥
出版发行　中医古籍出版社
社　　址　北京东直门内南小街 16 号（100700）
印　　刷　三河市华东印刷有限公司
开　　本　710mm×1000mm　1/16
印　　张　14.5
字　　数　200 千字
版　　次　2015 年 5 月第 1 版　2015 年 5 月第 1 次印刷
印　　数　0001～3000 册
书　　号　ISBN 978 – 7 – 5152 – 0749 – 0
定　　价　27.00 元

前　言

　　人参被人们称为"百草之王"，是闻名遐迩的"东北三宝"之首，驰名中外的名贵中药材。由于根部肥大，形若纺锤，常有分叉，全貌颇似人形，故而称为人参。古代人参亦称为黄精、地精、神草。早在秦汉时期的《神农本草经》就将其列为上品，载："人参，主补五脏，安精神，定魂魄，止惊悸，除邪气，明目开心益智，久服轻身延年"。现代研究认为，人参，味甘、微苦，性微温。入脾、肺经。功能：大补元气、固脱生津、安神。主治：劳伤虚损、食少、倦怠、反胃吐食、大便滑泄、虚咳喘促、自汗暴脱、惊悸、健忘、眩晕头痛、阳痿、尿频、消渴、妇女崩漏、小儿慢惊及久虚不复，一切气血津液不足等证。

　　人参临床应用及食疗保健十分普遍，其内服方和食疗方甚多，散见于各种医籍中，因其疗效显著，深受大众的青睐。为了弘扬中华民族的传统医药文化，把祖先的智慧结晶和民间百姓的经验成果发扬光大，使之更好地为民众的身心健康服务，我们编写了这本书，希望能为广大读者提供可参考的治病和食疗方法。

　　本书共分三章。第一章介绍人参的生物学特征，人参的药用部位及特征，人参的伪品鉴别，人参的化学成分，人参的药理作用，人参的服用方法及禁忌。第二章介绍人参的食疗方法，主要介绍了人参的菜肴，包括人参的汤类、酒类、粥类、茶饮类等。第三章介绍人参的临床应用，主要介绍了人参在内科、妇科、儿科、外科、眼科、耳科的应用。

　　在本书的编写过程中，虽然编者们本着严谨治学、精益求精的态度，但由于水平有限，仍难免有错讹之处，敬请广大读者批评指正，多提宝贵意见。特别提醒的是，每个人的病情和体质不同，书中药方应在医生指导下选用，不能盲目使用。

王淑敏

2014. 9

目　　录

第一章　概　述

　　人参为五加科植物人参 *Panax ginseng C. A. Mey.* 的干燥根。别名棒槌、山参、园参、人衔、鬼盖(《本经》), 土精、神草、黄参、血参(《吴普本草》), 地精(《广雅》), 百尺杵(《本草图经》), 海腴、金井玉阑, 孩儿参(《纲目》), 棒槌(《辽宁主要药材》)。人参由于根部肥大, 形若纺锤, 常有分叉, 全貌颇似人的头、手、足和四肢, 故而称为人参。

　　人参被誉为"百草之王", 是闻名遐迩的"东北三宝"(人参、貂皮、鹿茸)之首, 是驰名中外、老幼皆知的名贵药材。秦汉时代的《神农本草经》将其列为上品。载:"人参, 主补五脏, 安精神, 定魂魄, 止惊悸, 除邪气, 明目开心益智, 久服轻身延年"。明代著名中医学者龚居中在《四百味歌括》中列为第一条:"人参味甘, 大补元气, 止渴生津, 调营养卫", 成为无数中医入门的第一句背诵歌诀。现代研究认为, 人参, 味甘、微苦, 性微温。入脾、肺经。功能:大补元气、固脱生津、安神。主治:劳伤虚损、食少、倦怠、反胃吐食、大便滑泄、虚咳喘促、自汗暴脱、惊悸、健忘、眩晕头痛、阳痿、尿频、消渴、妇女崩漏、小儿慢惊及久虚不复, 一切气血津液不足之证。

第一节　人参的生物学特征

一、人参的植物形态

　　人参为多年生草本, 高 30~60 厘米, 根茎细长(野生品)或短粗(栽培品), 每年生一节;主根肉质, 纺锤形或圆柱形。茎直立, 单一, 光滑, 基部具宿存鳞片。叶的形态、数目随生长年限不同而有一定的变化:一年生一枚, 三出复叶, 俗称"三花";二年生一枚, 掌状复叶, 俗称"巴掌";三年生, 二枚复叶, 称"二甲子", 以后随年龄增加叶数, 三复叶称"灯台子"；四复叶称"四批叶"，五复叶称"五批叶"，一般到"六批叶"，即使年龄增加，叶数通常亦不再增加。掌状复叶轮生茎顶，总花梗长 7～20 厘米，中间 3 小叶较大，椭圆形至长圆状椭圆形，长 4～5 厘米，宽 2～6 厘米，最外侧一对小叶较小，卵形或菱状卵形，先端较尖，基部楔形，边缘有细锯齿；表面深绿色，沿脉有稀疏刚毛；背面淡绿色，无毛。伞形花序，单生于茎顶，萼 5 裂，花瓣 5，淡黄绿色，雄蕊 5，子房下位，花柱 2 裂。果实为浆果状核果，红熟，2 室，每室含种子一粒。种子黄白色或淡棕黄色，宽椭圆形或宽倒卵形。花期 6～7 月；果期 8 月。

二、生境与分布

人参生于以红松为主的针阔混交林或杂木林下。分布于中国、朝鲜、苏联。我国野生人参主要分布在东北吉林、辽宁、黑龙江及河北北部的山地。

我国野生人参分布在长白山、小兴安岭的东南部，辽宁省绥中地区的山地，河北青龙县的雾灵山林地，大约在北纬 40～48 度，东经 117 度 6 分～134 度的区域内。

野生人参分布在各种类型的山地；分布区气候平均气温在 -10℃～10℃ 之间，年降雨量为 500～1000 毫米；土壤为棕色森林土或山地灰化棕色森林土。

在长白山区，生长人参的针阔混交林中的主要树种有：红松 *Pinus koriensis*、色木槭 *Acer mono*、紫椴 *Tilia amurensis*、糠椴 *T. mandshurica*、黄柏 *Phellodendron amurense*、裂叶榆 *Ulmus lacinita* 等。

生长野生人参的杂木林中的主要树种有：柞树 *Quercus mongolica*、色木槭、紫椴、裂叶榆、春榆 *Ulmus propinqua*、风桦 *Betula costata*、千金鹅耳枥 *Carpinus cardata* 等。

在长白山一块海拔 800 米的人参样地中，主要生长着下述一些植物：

乔木层有：红松 *Pinus koriensis*、风桦 *Betula costata*、色木槭 *Acer mono*、裂叶榆 *Ulmus lacinita* 等。

灌木层有：忍冬属数种 *Lonicera Spp.*、堇叶山梅花 *Philadelphus tenuifolius.*、东北山梅花 *Ph. schrenkii.*、刺五加 *Acanthopanax senticosus.*。伴生的草木植物有：白石芥花 *Dentaria leucantha.*、美汉草 *Mechania urticifolia.*、无毛山尖子 *Cacalia hestata f. glabra.*、假茴芹 *Spuriopimpinella brachycarpa.*、苔草

一种 *Carex Sp.*、山茄子 *Brachybotrys paridiformis.*、东北香根芹 *Osmorhiza aristata.*。

在稍湿、生长粗茎鳞毛蕨 *Dryoteris crassirizoma*、猴腿蹄盖蕨 *Athyrium multidentatum* 群落的林下，偶尔可能有山参生长。柳树林、杨桦林、落叶松林以及生有木贼 *Equisetum hemale*、和尚菜 *Adenocaule adhaerescens* 以及苔草植物的湿润林下，一般不生长山参。

目前人参栽培事业获得了蓬勃发展，参场遍布东北山区、半山区，种植人参的县（市）计有：吉林省的抚松、集安、靖宇、长白、辉南、浑江、敦化、蛟河、通化、柳河、龙井、安图、和龙、汪清、珲春、桦甸、磐石、永吉、舒兰、海龙；辽宁省的桓仁、宽甸、新宾、凤城、清源、本溪、铁岭、营口、盖县、庄河、绥中；黑龙江省的东宁、宁安、汤原、桦川、庆安、勃利、依兰、饶河、木兰、严寿、阿城、通河等县（市）。目前，以吉林省的抚松、靖宇、集安以及辽宁省的桓仁、宽甸产量为高，尤以抚松县产量为最。

第二节　人参药材性状

历来人参多用根，近年逐步开发利用人参的茎叶、花、果实及种子等部位。

人工栽培的人参称"园参"，野生的称"山参"。园参经晒干或烘干，称"生晒参"；蒸制后的干燥品，称"红参"；经水焯、灌糖而后干燥者，称"糖参"或"白参"。山参只加工成"生晒山参"或"糖山参"。完整的人参（根）可分为芽胞（休眠芽）、芦头（根状茎）、艼（不定根）、体（主根）、腿（侧根）、须（须状根）等部分。

一、人参根

1. 园参

（1）生晒参　参体呈纺锤形或圆柱形，全长 5 ~ 20 厘米，直径 1 ~ 2 厘米。表面灰黄色，上部有环纹，具明显的纵皱，下部有时可见 2 ~ 3 条参腿，短而弯曲，末端生多数细长的参须，其上部可见散生的细小疣状突起。顶端有芽胞及芦头，长约 1～4 厘米，直径 0.3～1.5 厘米，多拘挛而弯曲，芦头上有凹窝状茎痕，通称"芦碗"，排列稀疏，常生有 1～3 个芋。质较硬，横断面淡黄白色，显粉性，皮部有黄棕色环纹。气特异，味微苦、甘。生晒参性较平和，不温不燥，既可补气、又可生津，适用于扶正祛邪，增强体质和抗病能力。

（2）红参　用高温蒸汽蒸 2 小时直至全熟为止，干燥后除去参须，再压成不规则方柱状。全长 6～17 厘米，参体长 3～10 厘米，直径 1～2.5 厘米。表面半透明，红棕色或深红色，有的参体上部不透明，且呈暗黄色斑块；体表有纵沟、皱纹及根痕，上端可见环纹，芦头上常有 1～2 个芋或芋茬，下部有 2～3 条扭曲交叉的参腿。质硬、折断面平坦，角质样，中间有浅色的圆心。气微香，味微苦、甘。功效善于温补。补气中带有刚健温燥之性，长于振奋阳气，适用于急救回阳。

（3）糖参（白参）　多选用身短、质较次的高丽参，用沸水烫煮片刻，浸糖汁中，然后晒干。参体长 3～15 厘米，直径 0.7～3 厘米。表面白色或浅黄白色，可见针刺所形成的针痕，肩部有较多的断续环纹，常具 2～3 条参腿。质脆，饱满，断面白色，有的具裂隙。气微香，味甘、微苦，嚼之无渣感。性最平和，效力相对较小，适用于健脾益肺。

2. 山参

（1）生晒山参　参体短粗，与芦头等长或短，呈人字形、菱形或圆柱形，长 2～10 厘米，参体中部直径 1～2 厘米。表面灰黄色，具纵纹，上部有紧密而深且常连续的螺旋纹。芦头细长，上部多扭曲，芦碗多而密集，芦头上生 2～3 个枣核状芋，参腿多为 2 条，参须细长，清晰不乱，其上有明显的珍珠疙瘩。参须全用线缠绕。质较硬，断面皮部显裂隙，形成层明显。气微香，味微苦、甘。野山参无温燥之性，大补元气，为参中之上品，但资源少，价值昂贵，很少用。

（2）糖山参　其性状与生晒山参基本相同，但较饱满。体长 2～10 厘米，中部直径 0.5～3.5 厘米。表面淡黄白色，纵纹不明显。质脆，断面皮部有裂隙，形成层明显。气微香，味甘、微苦。

3. 山参和园参主要区别

芦头　山参的芦头细长，常弯曲，下部光滑（芦碗消失），中部芦碗较密，上部较稀疏；园参的芦头短粗，多不弯曲，芦碗疏生在芦头上。

芦碗　山参的芦碗多而密；园参则少而稀。

主根　山参的主根多为人字形、纺锤形或菱形，质地致密；园参的主根多为圆柱形，质地疏松。

横纹　山参的横纹细而深，连续成螺旋状，集中在主根上部；园参的横纹粗而浅，不连续，而且下部也有。

侧根　山参的侧根少，较长；园参则多而短。

须根　山参的须根少而长，清晰不乱，质较韧，具明显的珍珠疙瘩；园参的须根多而短，交错散乱，质较脆，珍珠疙瘩不明显。

二、人参叶

多因捆扎而成扇形或束状，全长 30～50 厘米。由茎、总叶柄、小叶柄及小叶组成。茎圆柱形或扁缩，长 10～16 厘米，茎 3～7 毫米，基部平截。顶端轮生 3～6 枚复叶，中间偶有残存的果梗。茎表面黄褐色、黄棕色至棕紫色，光滑，具纵直的沟棱。质脆，易折断，断面有大型白色的髓。总叶柄长 10～14 厘米，上生 5 个卷叠或舒展的小叶，叶片暗绿色，质薄，完整者呈椭圆形、长圆形或倒卵形，长 4～12 厘米，宽 2～5 厘米，先端渐尖，基部楔形，边缘有细锯齿，上面沿脉疏生刚毛。质脆，易破碎。气清香，味微苦。

三、人参花

通常为 40～70 朵小花组成的松散花团，全体呈暗绿色，具拘挛扭曲的总花梗，梗长 3～7 厘米。小花以花蕾居多，长 2～3 毫米，直径约 1 毫米余，有细梗，如伞状着生于花梗顶端。开放者花瓣多已脱落，露出黄色的花药；未开放者花冠 5 片，暗绿色；小花的中上部环生 5 个不明显的小萼齿。花团下方偶有 1～4 个花梗单生、互生或轮生在总花梗上，花梗上的花或为单花或为多花的伞梗，花梗的基部有一个披针形的包片。全体质脆，易捻碎。气清香、特异，味苦。

四、人参籽

通称的参籽包括内果皮（果核）及种子在内。果核呈宽椭圆形或宽倒卵形，略扁，长4.8~7.2毫米，宽3.9~5毫米，厚2.1~3.4毫米。表面黄白色或淡棕白色，粗糙；背侧呈弓形隆起；腹侧平直或稍内凹，基部有一点状突起的小孔，其上方有一脉（有时脱落或部分脱落）环绕果核，果核上端的脉分为数枝内凹，呈浅沟状；果核木质、韧硬，内面平滑，有光泽，内含种子一枚。

种子倒卵形或略呈肾形，侧扁。淡棕色，腹侧平或稍内凹，具浅色种脊。种皮菲薄，种仁有油性。气微，味苦。

第三节　伪品人参的鉴别

人参价格昂贵，古今皆有以假乱真者。梁代陶弘景就曾指出"以荠苨乱人参"的现象出现。明代李时珍的《本草纲目》中亦记载"伪者皆以沙参、荠苨、桔梗采根，造作乱之"。

据调查，古今已有伪品人参或土人参达20余种。现将常见的几种介绍如下：

一、土人参

本品为马齿苋科植物堆花土人参 *Talinum Paniculatum*（Jacq.）Gaertn. 的干燥根。

【别名】栌兰、参草（广西），假人参（《中国药用植物志》），野洋参、土洋参（四川），土花旗参（昆明），紫人参（《福建民间草药》），土高丽参、瓦参。

【原植物】一年生草本，高60余厘米，肉质，全株无毛。主根粗壮，有分枝。茎直立，下部有分枝，基部稍木化。叶互生，倒卵形或倒卵状长圆形，先端尖或纯，全缘。基部渐狭成短柄，两面光滑，圆锥状花序，顶生，花小、多数，萼片2，早落，花瓣5，淡紫红色，雄蕊10，雌蕊子房球形，柱头3深裂，先端外展而微弯。蒴果，熟时灰褐色。种子细小，黑色，扁圆形。花期6~7月；果期9~10月。

【生境】栽培植物。浙江、湖南、河南、江苏、四川、广东等地有种植。

【药材性状】根顶端无芦头及芦碗，常带残茎，主根呈圆锥状，微弯曲，长 10～20 厘米，直径 1～3 厘米。表面棕褐色，有纵皱纹，除去栓皮后呈黄棕色。上部木质化，下部有支根，偶有须根残瘤。横断面乳白色，中心有裂隙。气微，味淡，微苦。

【功能与主治】健脾，润肺，调经。治脾虚劳倦，肺痨咳嗽，盗汗自汗，月经不调。

【用法与用量】口服，1 次 10～20 克，一日 2 次，水煎服。

二、野豇豆根

本品为豆科植物野豇豆 *Vigna vexillata*（l.）Benth 的干燥根。

【别名】朝鲜人参（江苏）、红皮参（南京）、土人参（河南）。

【原植物】多年生草本，高约 3 米。根肉质，圆锥形。茎缠绕，下部木质化。叶互生，三出复叶，叶柄长，被毛，具托叶。中间小叶广卵形或菱状卵形，全缘，两侧小叶广卵形，外侧较宽，基部近截形。花 2 至数朵，生于总轴顶端，花梗极短，苞片小，线形，萼绿色，钟形，先端分裂，蝶形花冠淡红紫色，旗瓣近圆形，先端微凹；基部两侧内卷、呈短耳状、翼瓣长圆形，基部有侧生的短钩，龙骨瓣肾形，基部呈爪状，雄蕊 10，2 体雌蕊密被短柔毛，花柱细，柱头头状。荚果圆柱形，种子椭圆形，黑色。花期 9 月。

【生境】生于山坡、林缘和山麓草丛中。

【药材性状】根呈圆锥形或纺锤形，顶端有茎基，下部时有分枝，长约 20 厘米，直径 0.3～1.5 厘米。表面黄棕色，具白色皮孔，有黄白色斑纹及纵皱纹。质坚韧，横断面纤维性，具棕色环纹。气微，具豆腥味。本品经蒸制后，表面呈棕红色，故被误称做"红参"或"红皮参"。

【成分】含淀粉、脂肪油、蛋白质、维生素等。

【功能与主治】民间用做滋补药。鲜根捣烂外敷，治毒蛇咬伤。

【用法与用量】口服，1 次 6～9 克，一日 2～3 次。

三、山莴苣根

本品为菊科植物山莴苣 *Lactuca indica* L. 的干燥根。

【别名】朝鲜人参（河南、河北、山西）、白龙头（《南京民间草药》）、野大烟（河南）、野生菜（《广州植物志》）、野莴苣（《杭州植物志》）。

【原植物】1～2 年生草本，体内含白色乳汁。茎直立，80～180 厘米，被柔毛，单一或上部分枝。具基生叶，茎生叶互生，长圆状披针形、线状披针形或长圆形，不分裂或边缘具粗齿或羽裂，无柄，基部抱茎；头状花序顶生，排列成圆锥状；总包片多裂，花皆舌状，淡黄色，雄蕊 5，柱头 2 裂。瘦果卵形，侧扁，黑色，喙短，喙端有白色冠毛一层。花期 8 ~ 9 月；果期 9 ~ 10 月。

【生境】生于路旁、草地、山坡。除西北部分地区外，其他地区多有分布；但东北所产者根部短小。

【药材性状】根无芦头，呈长圆锥形、人字形或个字形，长约 10 ~ 20 厘米，直径 0.5 ~ 0.8 厘米。顶端有茎基及多数暗棕色的叶片残基，下部多为 2 ~ 3 分枝。外表面黄棕色，具细纵纹及侧根痕。质较硬，断面皮部灰白色，木部淡棕色，具明显的筋脉点（导管）。经加工蒸制的表面红棕色，断面呈半透明的角质状，中心有白点。气微，味微甘、苦。

【成分】根含山莴苣素及莨菪碱等。

【功能与主治】清热凉血，消肿解毒。治扁桃腺炎，妇女血崩，疖肿，乳痈。

【用法与用量】煎汤 1.5 ~ 3 克内服；外用捣敷。

四、华山参

本品为茄科植物华山参 *Physochliana infundibularis* Kuang 的干燥根。

【别名】华山人参（陕西）、大红参、白毛参（河南）、热参。

【原植物】多年草本，高 20 ~ 60 厘米。根粗壮，肉质。茎直立，被白色长柔毛。叶互生，卵形或三角状卵形，基部楔形，下延，有时近截形或浅心形，全缘或微波状，具柄。伞房花序，顶生或腋生，萼钟形，5 裂，果期膨大成囊状；花冠黄绿色，裂片 5，雄蕊 5，子房球形，2 室，花柱丝状。蒴果近球形，包于囊状宿萼内。种子肾形。花期 3 ~ 5 月；果期 5 ~ 6 月。

【生境】生于山间、沟谷、草地及林下。产于陕西、河南、山西等地。

【药材性状】根呈圆锥形或圆柱形，有时略弯。长 5 ~ 20 厘米，直径 0.5 ~ 2.5 厘米。根顶端常有 1 或数个根状茎。根上部有密集的环纹，根下部时有分枝，皮孔明显，色淡。栓皮易剥落。质坚硬，断面平坦，类白色，可见放射状纹理。臭特异，味甘苦、略麻舌。

加工品，表面金黄色或棕褐色，具纵皱纹，半透明，气特异，具焦糖样臭气，味甘、微苦。

【成分】含莨菪亭（Scopoletin）、东莨菪碱等生物碱，含量约0.1%~0.21%。此外，还含有氨基酸、莨菪苷、甾体化合物等。

【功能与主治】定喘，温中，安神。用于慢性气管炎，虚寒腹泻，失眠，心悸，痰喘咳嗽，自汗盗汗。

【用法与用量】口服，1次0.1~0.2克，一日2~3次，水煎服。或制成片剂与气雾剂应用。

【注意】本品毒性较大，用时宜慎。

五、桔梗

本品为五加科植物桔梗 Platycodon grandiflorum（Jacq.）A. DC. 的干燥根。

【别名】包袱花、玲当花（山东）、和尚帽花（吉林）。

【原植物】多年生草本，高30~100厘米，全株无毛，含乳汁。根肉质，圆柱形，少分枝。茎直立，单一或上部有分枝。单叶互生，有时3~4片轮生，下部叶有短柄，上部叶近无柄，卵状披针形，先端尖，基部楔形或近圆形，边缘有锐锯齿。花单生于茎顶，或数朵成疏生的总状花序，花萼钟状，先端5裂；花冠钟形，蓝紫色，5裂，雄蕊5，花丝短，基部扩大，花药围绕花柱四周；子房半下位，5室，柱头5裂，反卷，被白色柔毛。蒴果倒卵形，熟时顶部5裂。种子多数，褐色，卵形，有3棱。花期7~9月；果期8~10月。

【生境】野生于山坡草丛中，全国各地均有分布。主产于河南、河北、吉林、辽宁、黑龙江、内蒙古等地。

【药材性状】根呈长纺锤形或圆柱形，稍弯曲，偶有分枝，长6~25厘米，直径0.5~2.5厘米。表面灰白色或黄白色，顶端具根茎（芦头），其上有半月形茎痕（芦碗），根上部有横纹，通体有纵沟，下部尤多，并有类白色或淡棕色的皮孔样根痕。质坚脆，易折断，断面不平坦，有放射状裂隙，皮部类白色，较窄，形成层环明显，木部淡黄色。气无，味微甘而后苦。

【成分】含多种皂苷，已知成分有桔梗皂苷元（Platycodigenin）、远志酸（Polygaliacic acid）等。此外，尚含有α-菠菜甾醇及白桦酯醇（Betulin）等。

【功能与主治】宣肺祛痰，利咽排脓。用于外感咳嗽，胸膈满闷，咽喉肿痛，肺痈吐脓。

【用法与用量】内服，一日 3~9 克。

六、商陆

本品为商陆科植物商陆 *Phytolacca acinosa* Roxb. 的干燥根。

【别名】山萝卜（四川）、金七娘（福建）、见肿消。

【原植物】多年生草本，高 70~100 厘米，全株无毛。根粗壮，肉质，圆锥形。茎直立，多分枝，绿色或紫红色。叶互生，具柄，椭圆形或卵状椭圆形，全缘，具长柄。总状花序顶生或腋生，花两性，萼通常 5，偶为 4，初白色，后变淡红色，无花蕊，雄蕊 8，心皮 8（10），离生。浆果扁球形，通常由 8 个分果组成，熟时紫黑色。种子肾圆形，扁平，黑色。花期 6~8 月；果期 8~10 月。

【生境】多生于疏林昔、林缘、路旁、山沟等湿润的地方。我国大部分地区有分布，主产于四川、湖北、河南、安徽等地。

【药材性状】根横切或纵切成不规则的块片，大小不等。横切片凹凸不平，边缘皱缩，直径 2.5~6 厘米，后约 0.6~1 厘米，外皮灰黄色或灰棕色；切面类白色或黄白色，粗糙，具多数同心环状突起。纵切片卷曲，长 4.5~10 厘米，宽约 1.5~3 厘米，表面凹凸不平，木质部具多数突起的棱，均显粉性。质坚，不易折断，折断面纤维性。气微，味稍甜、后微苦，嚼之麻舌。

【成分】含商陆碱（Phytolaccine）、多量硝酸钾、皂苷。

【功能与主治】通二便，泻水，散结。治水肿，胀满，脚气，喉痹，痈，恶疮。

【用法与用量】内服，1 次 1~3 克，或入散剂；外用捣敷。

第四节　人参的现代研究

一、化学成分研究

从红参、生晒参或白参中共分离出 50 余种人参皂苷，分为三种类型，即齐墩果酸型、原人参二醇型和原人参三醇型，常见的有人参皂苷（Ginsenoside）－ RX（注：X = 0、a1、a2、a3、b1、b2、b3、c、d、e、f、g1、g2、g3、h1、h2、h3、s1、s2）等。原人参二醇（Protopanaxadiol）和原人参三醇（Protopanaxatriol）是人参皂苷中的原存在形式，在分离苷元时，由于稀酸的作用，分子侧链部分的羟基和烯键环合而成人参二醇（Panaxadiol）和人参三醇（Panaxatriol），人参二醇和人参三醇均是三萜类化合物。

人参含少量挥发油。低沸点部分为 β － 榄香烯（β － Elemene）；高沸点部分为人参炔醇（Panaxynol）；亦含人参环氧炔醇（Panaxydol）、人参炔三醇（Panaxytriol）、人参炔（Ginsenyne）B、C、D、E 以及 α － 人参烯（α － Panasinsene）、β － 人参烯（β － Panasinsene）、γ － 榄香烯（γ － Elemene）、α － 古芸烯（α － Gurjunene）、β － 古芸烯（β － Gurjunene）、α － 新丁香三环烯（α － Neodovene）、β － 新丁香三环烯（β － Neodovene）、α － 芹子烯（α － Selinene）、β － 芹子烯（β － Selinene）、γ － 芹子烯（γ － Selinene）、石竹烯（Caryophyllene）等。

有机酸及酯类：人参酸（Panax acid）、柠檬酸（Citric acid）、异柠檬酸（Isocitric acid）、延胡索酸（Fumaric acid）、酮戊二酸、油酸（Oleic acid）、亚油酸（Linoleic acid）、顺丁烯二酸（Cis － butendicarboxylic acid）、苹果酸（Malic acid）、丙酮酸（Pyruvic acid）、琥珀酸（Succinic acid）、酒石酸（Tartaric acid）、水杨酸（Salicyclic acid）、香草酸（Vanillic acid）、对羟基肉桂酸（p － Hydroxycinnamic acid）、甘油三酯（Triglyceride）、棕榈酸（Palmitic acid）、三棕榈酸甘油酯（Palmitin）、α，γ － 二棕榈酸甘油酯、三亚油酸甘油酯、糖基甘油二酯。

含氮化合物：吡咯烷酮、胆碱（Choline）、三磷酸腺苷（Adenosine triphosphate）、腺苷（Adenosine）、多肽及精氨酸、赖氨酸、甘氨酸、苏氨酸、丝氨酸、谷氨酸、天门冬氨酸等 17 种氨基酸。

糖类：人参含 38.7% 的水溶性多糖和 7.8% ~ 10.0% 的碱溶性多糖。

维生素类：维生素（Vitamine）B_1、维生素 B_2、维生素 B_{12}、维生素 C；烟酸（Nicotinic acid）、叶酸（Folic acid）、泛酸、生物素（Biotin）及菸酰胺。

甾醇及其苷类：β - 谷甾醇（β - Sitosterol）、豆甾醇（Stigmasterol）、胡萝卜苷（Daucosterol）、菜油甾醇（Campesterol）、人参皂苷 P［Sitosteryl - O - (6 - O - fatty acyl) - glucopyranoside］及酯甾醇。

此外，人参尚含有腺苷转化酶、L - 天冬氨酸酶、β - 淀粉酶、蔗糖转化酶；麦芽醇（Maltol）、廿九烷（Nonacosane）；山奈酚（Kaempferol）、人参黄酮苷（Panasenoside）及铜、锌、铁、锰等二十多种微量元素。

二、药理作用研究

1. 对中枢神经系统的作用

人参能调节中枢神经系统兴奋过程和抑制过程的平衡，主要加强大脑皮层的兴奋过程。人参可调节神经功能，使紧张造成紊乱的神经过程得以恢复。

人参对学习记忆的影响有双向性及部分依赖性。人参提取物可防止应激所致的小鼠学习能力的下降。大鼠口服人参浸膏 20mg/kg，连续 3 天，易化了大鼠 Y - 迷宫实验中 30 分钟学习获得和 24 小时记忆保留，但是剂量加大至 100mg/kg，则学习记忆不但没有改善，反而损害了某些学习记忆指标。

人体实验证明：人参能提高工作能力，减少疲劳，并认为这是其兴奋中枢的结果。人参可使兴奋过程的疲惫性降低，表现为神经兴奋过程的灵活性加强，使神经疲惫程度降低，从而可消除各种无力综合征，显示抗疲劳作用。

2. 提高机体的适应性

人参可改变机体的反应性，具有"适应原"样作用，即能增强机体对各种有害刺激的反应能力，加强机体适应性。作为机体功能的调节剂，人参茎叶皂苷和根皂苷对物理性的（寒冷、过热、剧烈活动、放射线）、生物学性的（异体血清、细菌、移植肿瘤）、化学性的（毒物、麻醉药、激素、抗癌药等）种种刺激引起的应激反应均有保护作用，能使紊乱的机能恢复正常。狗在大量失血或窒息而处于垂危状态时，立即注入人参制剂，可使降至很低水平的血压稳固回升，延长动物存活时间，乃至促进动物恢复健康。

3. 对心血管系统的作用

（1）对心脏功能的作用：人参对多种动物的心脏均有先兴奋后抑制、小量兴奋，大量抑制的作用。其对心脏的作用与强心苷相似，能提高心肌收缩力。大剂量则减弱收缩力并减慢心率。人参对心脏功能的影响主要是增加心肌收缩力，减慢心率，增加心输出量和冠脉血流量。

（2）对心肌的作用：人参对心肌有保护作用。人参皂苷能降低小鼠在严重缺氧情况下大脑和心肌的乳酸含量，能恢复缺氧时心肌 cAMP/cGMP 比值，并具有保护心肌毛细血管内皮细胞及减轻线粒体损伤的作用。

（3）对血管的作用：人参具有扩张血管的作用，但亦有小剂量收缩，大剂量扩张或先收缩后扩张的报告。

（4）对血压的作用：大多数的资料表明：动物在正常或高血压状态，人参有降低血压的作用，但亦有使血压升高的报道。

（5）对耐缺氧能力的作用：人参或其提取物，能显著地提高动物耐缺氧的能力，使耗氧速度减慢，存活时间延长，并能使心房在缺氧条件下收缩时间延长。人参总皂苷对缺氧缺糖心肌细胞可防止无氧酵解，促进糖原合成，而对缺氧、缺糖心肌细胞起保护作用。

（6）对造血功能的作用：人参或其提取物对骨髓的造血功能有保护和刺激作用，能使正常和贫血动物红细胞数、白细胞数和血红蛋白量增加。对贫血病人也能使红细胞数、血红蛋白和血小板增加。当外周血细胞减少或骨髓受到抑制时，人参增加外周血细胞数的作用更加明显。人参是通过增加骨髓 DNA、RNA、蛋白质和脂质的合成，促进骨髓细胞有丝分裂，刺激造血功能的。

（7）对血小板功能的作用：人参具有抑制血小板聚集的作用。

（8）降血脂和抗动脉粥样硬化作用：人参特别是人参皂苷 Rb2 能改善血脂，降低血中胆固醇、甘油三酯、升高血清高密度脂蛋白胆固醇，降低动脉硬化指数，对于高脂血症、血栓症和动脉硬化有治疗价值。

4. 抗休克作用

人参能减轻豚鼠血清诱发的过敏性休克，而延长其生存时间。对失血性和窒息性垂危状态中的狗，有促进恢复正常生命活动的作用。对失血性急性循环衰竭动物，人参能使心搏振幅及心率显著增加。在心功能衰竭时，强心作用更为显著。预先给予人参果皂苷可使出血性休克犬存活时间明显延长，能防止失血性休克心肌细胞的肌膜、核膜、线粒体的损伤，有保护休克动物心、脑、肾和肝的作用。

5. 对肝脏的作用

人参能增加肝脏代谢各物质的酶活性，使肝脏的解毒能力增强，从而增强机体对各种化学物质的耐受力。实验表明：人参能增加肝内乙醇脱氢酶的活性，可缩短乙醇对家兔和狗的麻醉时间，使家兔血中乙醇水平很快降低。

人参对乙醇的解毒作用十分明显，它不仅能缩短乙醇麻醉的持续时间和加快恢复正常的时间，还能降低血清中 GOT、GPT、ALP 和胆红素等含量，而且能增加与乙醇代谢有关的醇脱氢酶和醛脱氢酶的活性，同时将乙醇代谢所产生的有毒物质乙醛迅速地排出体外，还由于过量的氢参与皂苷合成从而有效地保护乙醇中毒的肝脏。

6. 对内分泌系统的作用

（1）对垂体、肾上腺皮质的作用：研究表明：人参对垂体-肾上腺皮质系统有刺激作用，其有效成分是人参皂苷。各种人参皂苷因其化学结构不同，使其刺激作用亦有所不同。人参皂苷的作用部位在垂体水平以上，人参皂苷并非直接作用于垂体前叶分泌 ACTH 的生化过程，其作用必须通过第二信使 cAMP 才能实现。

（2）对性腺的作用：实验证明：人参具有促性腺作用，对雄性和雌性动物都具有刺激性腺的效果。

7. 对物质代谢的影响

（1）对糖代谢的影响：人参对正常血糖及因注射肾上腺素和高渗葡萄糖引起的高血糖病均有抑制作用。实验表明：人参提取物、人参多糖、人参多肽、人参茎叶多糖、人参非皂苷部分均有降血糖作用，可用于糖尿病的治疗。

人参对糖代谢有双向调节作用，既能使葡萄糖性的高血糖症的血糖降低，又可使胰岛素引起的低血糖症的血糖升高。

（2）对蛋白质代谢的影响：人参及其皂苷对机体各组织的 RNA 和蛋白质合成均有促进作用；对细胞分裂活跃的组织如骨髓、睾丸，不但促进 RNA 和蛋白质的合成，且能促进 DNA 的合成及神经纤维生长的作用。

（3）对脂质代谢的影响：人参皂苷可促进脂质代谢，促进大鼠胆固醇及血中脂蛋白的生物合成，但当动物高胆固醇血症时，人参及其皂苷均能使其降低。

8. 抗衰老作用

人参具有推迟细胞衰老，延长细胞寿命的功能。人参调整衰老过程和预防早衰的主要成分是人参皂苷，其主要作用是刺激功能低下的生理系统，使其生理生化反应趋于正常，并阻止由于各种原因引起的恶性循环，以达到延年益寿目的。

9. 对免疫功能的影响

人参皂苷和人参多糖对正常动物网状内皮系统吞噬功能有刺激作用。人参在升高小鼠腹腔巨噬细胞吞噬率和吞噬指数的同时，也增加其细胞面积。巨噬细胞面积的增加，使受体数及靶细胞接触面积增加，因而提高了吞噬功能。人参皂苷是免疫增强剂，亦是免疫调节剂。人参使各种抗原刺激后的动物抗体产生明显增加。

10. 抗肿瘤作用

人参皂苷能使癌细胞再分化、诱导逆转为非癌细胞。可抑制体外培养人胃癌细胞的生长速度和分裂能力，增加细胞内糖原含量，降低细胞内粘多糖和酸性磷酸酶活性，起到一定的阻碍胃癌细胞生长及增殖的作用。人参皂苷和人参多糖对 S_{180} 亦有明显的抑制作用。人参多糖还能抑制小鼠艾氏腹水癌细胞增殖，延长 S_{180} 小鼠存活时间。人参须糖浆对二甲基奶油黄诱发的大鼠肝癌有预防和控制作用。

第五节 人参服用方法与禁忌

我国食用人参的历史悠久，它的神奇功效也是倍受推崇。

药用服用方法与剂量：

内服，煎汤，1.5~9 克，大剂量 9~30 克；亦可熬膏，或入丸、散。

食用方法与剂量：

1. 炖服。将人参切成 2 厘米薄片，放入瓷碗内，加满水，封密碗口，放置于锅内蒸炖 4~5 小时即可服用。将人参和瘦肉、小鸡、鱼等一起烹炖，可消除苦味，滋补强身。

2. 嚼食。以 2~3 片人参含于口中细嚼，生津提神，甘凉可口。

3. 磨粉。将人参磨成细粉，每天吞服，一般每次 1~1.5 克。

4. 冲茶。将人参切成薄片，放入杯中，用开水冲泡，闷盖 5 分后即可服用。

5. 泡酒。将整根人参可切成薄片装入瓶内，用 50~60 度的白酒浸泡，饮用。

服用禁忌：

人参反藜芦，畏五灵脂，恶皂荚、莱菔子。服用人参忌吃萝卜、茶和各种海味。实热证、正气不虚者慎服。

第二章　人参的食疗

人参味甘、微苦，性微温，归脾、肺、心、肾经。具有补气固脱，健脾益肺，宁心益智，养血生津的功效。主治大病、久病、失血、脱液所致元气欲脱，神疲脉微；脾气不足之食少倦怠，呕吐泄泻；肺气虚弱之气短气喘促，咳嗽无力；心气虚衰之失眠多梦，惊悸健忘，体虚多汗；津亏之口渴，消渴；血虚之萎黄，眩晕；肾虚阳萎，尿频，气虚外感。

人参适宜身体虚弱者、气血不足者、气短者、贫血者、神经衰弱者。实热证、湿热证及正气不虚者禁服。人参反黎芦，畏五灵脂，恶皂荚、莱菔子。不宜与茶、萝卜同服。

第一节　人参菜肴类

1. 人参炖鸡

【组成】人参15克，稻米10克，鸡1000克，葱、生姜、料酒、食盐等各适量。

【功能主治】补虚养身食谱；营养不良食谱；气血双补食谱；老人食谱。

【制法】炖。

【服法】食肉，喝汤。

2. 人参炖乌鸡

【组成】人参15克，香菇（鲜）20克，火腿30克，乌骨鸡750克，葱、生姜、料酒、食盐等各适量。

【功能主治】补虚养身食谱；气血双补食谱；产后调理食谱；骨质疏松食谱。

【制法】炖。

【服法】食肉、香菇，喝汤。

3. 人参炖乌骨鸡

【组成】人参 50 克，乌骨鸡 1250 克，猪肘 250 克，母鸡 750 克，葱、生姜、料酒、食盐等各适量。

【功能主治】神经衰弱食谱；气血双补食谱；月经不调食谱；补虚养身食谱；产后调理食谱。

【制法】隔水炖。

【服法】食肉，喝汤。

4. 人参炖乌鸡

【组成】人参 15 克，天门冬 20 克，鹌鹑蛋 200 克，乌骨鸡 1000 克，葱、生姜、料酒、食盐等各适量。

【功能主治】补虚养身食谱；滋阴食谱；气血双补食谱；跌打骨折食谱；孕中期食谱。

【制法】隔水炖。

【服法】食肉及鹌鹑蛋，喝汤。

5. 人参大枣炖乌鸡

【组成】人参 15 克，枣（干）50 克，乌骨鸡 500 克，葱、生姜、料酒、食盐等各适量。

【功能主治】补虚养身食谱；气血双补食谱；产后调理食谱；术后食谱。

【制法】炖。

【服法】食肉，喝汤。

6. 归参炖母鸡

【组成】人参、当归各 15 克，母鸡 1 只、葱、生姜、料酒、食盐等各适量。

【功能主治】补虚养身食谱；气血双补食谱；益气补血调经食谱；治疗

各种贫血、月经不调、慢性肝炎或其他肝病、肠燥便秘等诸病。

【制法】将母鸡宰杀后，去其毛和内脏，洗净后将当归、人参放入鸡腹，放入砂锅内，加入葱、生姜、料酒、食盐、清水适量，用武火烧沸后改用文火煨炖，直至鸡肉熟烂即可服食。

【服法】食肉，喝汤。

7. 人参香菇大补鸡

【组成】人参、香菇（鲜）各 25 克，油菜心 20 克，母鸡 1500 克，葱、生姜、料酒、食盐等各适量。

【功能主治】补虚养身食谱；气血双补食谱；营养不良食谱；健脾开胃食谱。

【制法】炖。

【服法】食肉及菜，喝汤。

8. 虫草人参炖乌鸡

【组成】人参 10 克，冬虫夏草 5 克，乌骨鸡 900 克，葱、生姜、料酒、食盐等各适量。

【功能主治】补气食谱；肺调养食谱；肾调养食谱；咳喘食谱；气血双补食谱。

【制法】砂锅炖。

【服法】食肉，喝汤。

9. 砂锅人参鸡

【组成】人参 3 克，平菇 25 克（鲜），母鸡 1250 克，葱、生姜、料酒、食盐等各适量。

【功能主治】壮腰健肾食谱；骨质疏松食谱；气血双补食谱；阳痿早泄食谱。

【制法】砂锅炖。

【服法】食肉菜，喝汤。

10. 月母子药膳鸡

【组成】人参 8 克，黄芪、当归各 10 克，乌骨鸡 1500 克，葱、生姜、料酒、食盐等各适量。

【功能主治】补虚养身食谱；气血双补食谱；脾调养食谱；营养不良食谱。

【制法】炖。

【服法】食肉，喝汤。

11. 人参蒸鸡

【组成】人参30克，童子鸡800克，葱、生姜、料酒、食盐等各适量。

【功能主治】延缓衰老食谱；补虚养身食谱；气血双补食谱。

【制法】将人参饮片及调味料一起放入鸡腹，蒸。

【服法】食肉。

12. 人参蒸乌鸡

【组成】人参10克，乌骨鸡1500克，葱、生姜、料酒、食盐等各适量。

【功能主治】补气食谱。

【制法】将人参饮片及调味料一起放入鸡腹，蒸。

【服法】食肉。

13. 油爆人参鸡脯

【组成】人参10克，鸡胸脯肉200克，冬笋、黄瓜各25克，鸡蛋清30克，葱、生姜、料酒、食盐等各适量。

【功能主治】补虚养身食谱；补气食谱；营养不良食谱；老人食谱；孕晚期食谱。

【制法】油爆。

【服法】食肉。

14. 人参脱骨烤鸡

【组成】人参75克，枸杞子50克，鸡1500克，草果、甘草、丁香、砂仁、白芷各10克，桂皮、陈皮各25克，葱、生姜、料酒、食盐等各适量。

【功能主治】东北菜；补虚养身食谱；营养不良食谱；青少年食谱。

【制法】将诸药用水浸透，和调味料一起放入鸡腹，暗炉烤。

【服法】食肉。

15. 辣人参鸡

【组成】人参 15 克，公鸡 1000 克，树椒、葱、生姜、料酒、食盐等各适量。

【功能主治】川菜；补阳食谱；壮腰健肾食谱。

【制法】将人参饮片用水浸透，和调味料一起放入鸡腹，清蒸。

【服法】食肉。

16. 长白山人参炖老鸡

【组成】长白山野生干人参 15 克，东北土笨鸡、红枣、辣椒、葱、生姜、料酒、食盐等各适量。

【功能主治】东北菜；滋补食谱。

【制法】炖。

【服法】食肉，喝汤。

17. 鲍参乌骨鸡

【组成】人参 15 克，水发海参 150 克，鲍鱼 10 只，乌鸡一只（约重1000 克），鲜猴头菇 1000 克，葱、生姜、料酒、食盐、味精等各适量。

【功能主治】大补元气食谱；补脾益肺补肝食谱；滋补强体食谱。

【制法】炖。

【服法】食肉，喝汤。

18. 大补干锅鸡

【组成】鲜人参一条切片，春鸡一只切小块（用一大匙酱油稍腌），红枣 5 粒，银杏数 10 粒（烤熟去膜），香菇 4 朵（泡软切片），蒜八颗，辣椒两条切片，姜数片，青蒜白切斜片。高粱酒一大匙，酱油一大匙半，糖一大匙，香醋一小匙，麻油一大匙，清油少许。

【功能主治】大补元气食谱；滋补强体食谱。

【制法】炖。

【服法】食肉，喝汤。

19. 玉竹人参鸡

【组成】人参片 4 克，玉竹 8 克，鸡腿 1 只，葱、生姜、料酒、食盐、味精等各适量。

【功能主治】美容菜谱；延缓衰老食谱；降血糖食谱；补中益气食谱。

【制法】炖。

【服法】食肉，喝汤。

20. 清蒸人参鸡

【组成】人参 15 克，母鸡 1 只，水发香菇各 15 克，火腿、水发玉兰片各 10 克，精盐、料酒、味精、葱、生姜、鸡汤各适量。

【功能主治】东北菜；大补元气食谱；滋补强体食谱；固脱生津食谱；安神食谱。

【制法】将人参饮片及调味料一起放入鸡腹，清蒸。

【服法】食肉。

21. 人参鹿尾鸡

【组成】人参 3 克，鹿尾 1 条，母鸡肉 500 克，葱、姜适量。

【功能主治】温肾补虚。适用于肾阳虚证，主要症状有身寒，怕冷，腰膝酸软而痛，夜尿频多，阳痿，遗精，精神萎靡，倦怠乏力等，可见于神经衰弱、老年体弱、久病体虚、性功能低下等患者。佐餐食，食鸡肉、鹿尾，喝汤。

【制法】鹿尾去毛洗净，放于锅内，加好调料和水，反复炖 2 次，捞出晾凉后切成两半去骨。鸡肉洗净去大骨切块，用沸水氽去血水，放入碗内。将人参、鹿尾放在鸡肉的两侧，浇上汤，加入调料，上笼蒸约 1 小时至肉烂熟即可。

【服法】食肉。

22. 参芪鸭条

【组成】人参、黄芪片各 15 克，陈皮 10 克，精猪肉 100 克，老鸭 1 只，味精、盐、黄酒、酱油、葱段、姜片、植物油等各适量。

【功能主治】补脾健胃食谱、益气和血食谱。

【制法】将老鸭宰杀后，去毛桩、内脏，冲洗干净，鸭皮上用酱油抹均匀，放入八成热的油锅内炸，至鸭皮呈金黄色时即可捞出沥去油，再用温开水洗去油腻后放入砂锅内；将精猪肉切成块，放入沸水锅内焯一下后捞出，冲洗干净后放入砂锅中，加入黄酒、姜片、葱段、人参、黄芪、陈皮、盐、味精、酱油和清水适量，用武火烧沸后改用文火焖至老鸭熟烂时取出，滗出原汤以备用；将鸭子拆去大骨，斩成块状，放入大汤碗内，将原汤倒入即可服食。

【服法】食肉，喝汤。

23. 神仙鸭

【组成】人参 3 克，鸭子（约 1000 克），大枣、白果、莲米各 49 枚，绍酒、酱油各 10 克。

【功能主治】健脾补虚食谱；糖尿病体虚、营养不良、贫血食谱。

【制法】大枣洗净去核；白果去壳抠心；莲米用水发胀后擦去表皮，去心；人参切片烘脆后打成细末待用；将绍酒和酱油合匀，搽在鸭子表皮和腹内。将大枣、白果、莲米和人参粉合均，填入鸭腹，将鸭子放在盘内，上笼屉用武火蒸约 2 个半小时即熟。

【服法】食肉。

24. 人参虫草鸭

【组成】人参、冬虫夏草各 10 克，鸭 1500 克，精盐、料酒、味精、葱、生姜等各适量。

【功能主治】冠心病食谱。

【制法】炖。

【服法】食肉，喝汤。

25. 滋补水鸭

【组成】人参、枸杞子、灵芝各 10 克，枣（干）20 克，鸭 1500 克，精盐、料酒、味精、葱、生姜等各适量。

【功能主治】气血双补食谱；补虚养身食谱；老人食谱；神经衰弱食谱；术后食谱。

【制法】将诸药材饮片及调味料一起放入鸭腹，清蒸。

【服法】食肉。

26. 鲜人参炖水鸭

【组成】人参50克，龙骨125克，鸭1000克，精盐、料酒、味精、葱、生姜等各适量。

【功能主治】营养不良食谱；补虚养身食谱；术后食谱；产后调理食谱。

【制法】清炖。

【服法】食肉，喝汤。

27. 人参焖鸭子

【组成】人参10克，鸭1000克，精盐、料酒、味精、葱、生姜等各适量。

【功能主治】鲁菜；营养不良食谱；健脾开胃食谱；补虚养身食谱。

【制法】焖。

【服法】食肉。

28. 参麦甲鱼

【组成】人参10克，麦门冬6克，甲鱼1000克，精盐、料酒、味精、葱、生姜等各适量。

【功能主治】气血双补食谱；补虚养身食谱；壮腰健肾食谱；阳痿早泄食谱。

【制法】炖。

【服法】食肉，喝汤。

29. 人参团鱼

【组成】人参3克，甲鱼1000克，精盐、料酒、味精、葱、生姜等各适量。

【功能主治】气血双补食谱。

【制法】炖。

【服法】食肉，喝汤。

30. 万寿元鱼

【组成】人参 8 克，甲鱼 750 克，干贝、杏仁各 25 克，香菇（鲜）80 克，薏米 15 克，火腿、莲子，枣（干）、油菜心各 100 克，冬笋 60 克，口蘑 30 克，胡萝卜 20 克，精盐、料酒、味精、葱、生姜等各适量。

【功能主治】滋阴食谱；补血食谱；冬季养生食谱；肾调养食谱。

【制法】炖。

【服法】食肉，喝汤。

31. 红参生鱼

【组成】人参 20 克，黑鱼 1000 克，香菜 30 克，胡萝卜 50 克，精盐、料酒、味精、葱、生姜等各适量。

【功能主治】补虚养身食谱；气血双补食谱；脾调养食谱；滋阴食谱；活血化瘀食谱。

【制法】红烧。

【服法】食肉。

32. 砂锅人参元鱼

【组成】人参 15 克，甲鱼 1500 克，鸡蛋 30 克，小麦面粉 10 克，精盐、料酒、味精、葱、生姜等各适量。

【功能主治】补虚养身食谱；气血双补食谱；营养不良食谱；术后食谱。

【制法】炖。

【服法】食肉，喝汤。

33. 人参蕨鱼

【组成】人参 15 克，鳜鱼 750 克，肥膘肉 50 克，玉兰片 25 克，火腿、油菜各 25 克，精盐、料酒、味精、葱、生姜等各适量。

【功能主治】补虚养身食谱；气血双补食谱；营养不良食谱；脾调养食谱；胃炎食谱。

【制法】将人参放入鱼腹，清蒸。

【服法】食肉。

34. 归参鳝鱼

【组成】人参15克，鳝鱼500克，当归15克，黄酒、葱、姜、蒜、味精、盐、酱油各适量。

【功能主治】补益气血食谱；久病体弱食谱。

【制法】炖。将鳝鱼宰杀后，去头、骨、内脏、洗净后切成丝备用；将当归、人参装入纱布袋内，扎紧袋口；把鳝鱼和药袋一同放入锅内，加清水适量用武火烧沸后，撇去浮沫，加黄酒，转用文火煮熬1小时，捞出药袋，加盐、味精即可服食。

【服法】食肉。

35. 海参炖元鱼

【组成】人参50克，海参（水浸）500克，甲鱼750克，猪排骨（大排）、鸡肉各200克，香菜20克，黄酒、葱、姜、蒜、味精、盐、酱油各适量。

【功能主治】补虚养身食谱；气血双补食谱；营养不良食谱；术后食谱。

【制法】炖。

【服法】食肉，喝汤。

36. 寿星甲鱼

【组成】人参、甲鱼、红枣、桂圆肉、焐油青菜心、葱段、姜片、绍酒、精盐、鸡清汤适量。

【功能主治】滋阴补气食谱。

【制法】炖。

【服法】食肉，喝汤。

37. 人参炖鹌鹑

【组成】人参 25 克，山药 100 克，枸杞子 5 克，鹌鹑肉 1500 克，精盐、料酒、味精、葱、生姜等各适量。

【功能主治】补气食谱；肾调养食谱；补虚养身食谱；老人食谱；延缓衰老食谱。

【制法】炖。

【服法】食肉，喝汤。

38. 人参当归炖鸽肉

【组成】人参、当归各 20 克，枣（干）30 克，雏鸽 300 克，精盐、料酒、味精、葱、生姜等各适量。

【功能主治】气血双补食谱；月经不调食谱；补虚养身食谱；脾调养食谱。

【制法】炖。

【服法】食肉，喝汤。

39. 滋补鞭缠骨

【组成】泡发人参，枸杞，青菜心，精盐，胡椒粉，葡萄糖，鸡清汤，绍酒、熟牛鞭、排骨。

【功能主治】补虚养身食谱、阳痿早泄食谱。

【制法】炖。

【服法】食肉，喝汤。

40. 人参炖羊肉

【组成】人参 25 克，羊肉（瘦）1000 克，黄酒、葱、姜、蒜、味精、盐、酱油各适量。

【功能主治】气血双补食谱；老人食谱；补虚养身食谱；壮腰健肾食谱；阳痿早泄食谱。

【制法】炖。

【服法】食肉，喝汤。

41. 人参羊肉片

【组成】人参 10 克，羊肉（瘦）500 克，黄酒、葱、姜、蒜、味精、盐、酱油、孜然各适量。

【功能主治】壮腰健肾食谱；补虚养身食谱；补气食谱；补阳食谱；肢寒畏冷食谱。

【制法】炒。

【服法】食肉。

42. 人参胡萝卜羊肉锅

【组成】人参 15 克，山药 250 克，胡萝卜 200 克，香菜 20 克，羊肉（瘦）750 克。

【功能主治】冬季养生食谱；肢寒畏冷食谱；壮腰健肾食谱；补虚养身食谱。

【制法】煮。

【服法】食肉，喝汤。

43. 大补双味肉

【组成】人参 15 克，鹿茸、香菜各 5 克，猪肉（瘦）250 克，鸡肉 250 克，黄酒、葱、姜、蒜、味精、盐、酱油各适量。

【功能主治】气血双补食谱；营养不良食谱；补虚养身食谱。

【制法】煨。

【服法】食肉。

44. 山药参枣炖肉片

【组成】人参 25 克，山药 50 克，枣（干）15 克，猪肉（瘦）100 克，黄酒、葱、姜、蒜、味精、盐、酱油各适量。

【功能主治】补血食谱；贫血食谱；补虚养身食谱；老人食谱。

【制法】炖。

【服法】食肉。

45. 人参猪肚

【组成】人参、甜杏仁各 10 克，茯苓 15 克，枣（干） 12 克，陈皮 5 克，糯米 100 克，猪肚 500 克，黄酒、葱、姜、蒜、味精、盐、酱油各适量。

【功能主治】气血双补食谱；小儿营养不良食谱；健脾开胃食谱。

【制法】烧。

【服法】食肉。

46. 参归腰子

【组成】人参、当归各 15 克，猪腰子 90 克，黄酒、葱、姜、蒜、味精、盐、酱油等各适量。

【功能主治】补阳食谱；壮腰健肾食谱；心悸、自汗盗汗食谱。

【制法】煮。

【服法】食肉。

47. 归参山药猪腰

【组成】人参、当归、山药各 10 克，猪肾 500 克，酱油、醋、姜丝、蒜末、麻油等各适量。

【功能主治】益气养血食谱；补肾壮腰食谱；老年食谱、失眠、盗汗食谱。

【制法】将猪肾一剖两片，剔去筋膜臊腺，冲洗干净，待用；当归、人参、山药装入纱布袋内，扎紧袋口，将药袋与猪肾一同放入盆内，再将盆放入锅内用武火隔水炖，直至猪肾煮透，再取出药袋，捞出猪肾，冷却后切成薄片装盘，最后将酱油、醋、姜丝、蒜末、麻油等与肾片调拌均匀即可服食。

【服法】食肉。

48. 人参桂圆炖猪心

【组成】人参 15 克，桂圆 50 克，猪心 90 克，黄酒、葱、姜、蒜、味精、盐、酱油各适量。

【功能主治】失眠食谱；补虚养身食谱；营养不良食谱。

【制法】炖。

【服法】食肉。

49. 人参当归炖猪心

【组成】人参3克，当归身15克，猪心1个，黄酒、葱、姜、蒜、味精、盐、酱油各适量。

【功能主治】益气补血食谱；养心安神食谱。

【制法】将新鲜猪心去脂，剖开，洗净，装入人参、当归，放入砂锅内，加水适量，文火炖至猪心熟烂，放入精盐、味精调味，即成。

【服法】食肉。

50. 参枣炖蘑菇

【组成】人参3克，丹参30克，枣（干）12克，蘑菇（干）50克，葱、姜、蒜、味精、盐、酱油各适量。

【功能主治】冠心病食谱；补虚养身食谱；补气食谱。

【制法】炖。

【服法】食蘑菇。

51. 人参红枣炖兔肉

【组成】人参10克，枣（干）20克，兔肉500克，葱、姜、蒜、味精、盐、酱油各适量。

【功能主治】神经衰弱食谱；补虚养身食谱；老人食谱。

【制法】炖。

【服法】食肉。

52. 菠菜猪肉饺子

【组成】人参10克，小麦面粉1000克，菠菜1500克，猪肉（瘦）500克，姜末、葱花、酱油、精盐、味精、麻油、胡椒粉适量。

【功能主治】肺气肿食谱。

【制法】人参粉碎，和入饺馅中，包饺子，煮。

【服法】食饺子。

53. 人参鸡油汤圆

【组成】人参 15 克，黑芝麻 50 克，面粉（炒黄）75 克，糯米粉 500 克，鸡油、白糖、玫瑰蜜、樱桃蜜适量。

【功能主治】补中益气食谱；强心安神食谱。

【制法】将人参切片，微火焙脆，碾成细末；黑芝麻炒香研碎；鸡油熬熟去渣晾凉待用。然后把玫瑰蜜、樱桃蜜压成泥状，加入白糖，撒入参粉，倒入鸡油调和，再加炒面粉揉至滋润，制成汤圆心子。再将糯米粉掺水揉成滋润粉团，按量揪成小球，捏成小酒杯形，包上心子，搓成汤圆，待锅内清水沸腾时，下汤圆，煮至汤圆浮面后 2～3 分钟即熟，捞出碗装食用。

【服法】食汤圆。

54. 人参汤圆

【组成】人参 5 克，蜂蜜 45 克，黑芝麻 30 克，糯米粉 5 克，小麦面粉 15 克。

【功能主治】补气食谱；补虚养身食谱；失眠食谱。

【制法】人参粉碎和入蜂蜜中，滚成汤圆，煮。

【服法】食汤圆。

55. 补气蒸饺

【组成】人参 5 克，小麦面粉 3000 克，猪肉（瘦）500 克，韭菜 750 克，姜末、葱花、酱油、精盐、味精、麻油、胡椒粉适量。

【功能主治】气血双补食谱；神经衰弱食谱；心悸食谱。

【制法】人参粉碎，和入饺馅中，包饺子，蒸。

【服法】食饺子。

56. 茯苓人参糕

【组成】人参 10 克，莲子 30 克，小麦面粉 400 克，茯苓 120 克。

【功能主治】益智补脑食谱；老人食谱。

【制法】人参粉碎，和入面粉中，蒸。

【服法】食糕点。

57. 人参怀药糕

【组成】人参 3 克，山药（干）10 克，茯苓 10 克，芡实米 10 克，莲子 5 克，白砂糖 1000 克，糯米粉 1000 克，粳米 1000 克。

【功能主治】补气食谱；补虚养身食谱；老人食谱。

【制法】人参粉碎，和入面粉中，蒸。

【服法】食糕点。

58. 荸荠奶糊

【组成】人参、桂圆肉各 30 克，牛奶 200 克，梨 100 克，荸荠 100 克。

【功能主治】胃调养食谱；防癌抗癌食谱；营养不良食谱；补阳食谱。

【制法】人参、桂圆肉、荸荠粉碎，加入牛奶、梨，隔水炖。

【服法】食奶糊。

59. 人参莲子羹

【组成】人参 10 克，金糕 50 克，菠萝 100 克，淀粉（玉米）30 克，莲子 300 克

【功能主治】补虚养身食谱；阳痿早泄食谱；失眠食谱。

【制法】煮。

【服法】食羹。

60. 人参枸杞羹

【组成】人参 50 克，枸杞子 25 克。

【功能主治】补气食谱；失眠食谱；益智补脑食谱。

【制法】煮。

【服法】食羹。

61. 琼玉膏

【组成】人参 120 克，生地黄 1000 克，茯苓 245 克，蜂蜜 500 克。

【功能主治】调补脾胃，滋阴润肺，开心益智，发白返黑。主治虚劳咳

嗽，短气乏力，发白易落。久服填精补髓，调养真性，返老还童，补百损，除百病，发白复黑，齿落更生。

【制法】将生地取汁，过滤去渣，同人参末、白茯苓片入瓶内，用竹叶封瓶口，置砂锅中，用桑柴火煮三昼夜，再挽蜡纸重封，浸一夜，取出过滤，用文火熬成滋膏。

【服法】食膏。

62. 参芪补膏

【组成】人参 60 克，黄芪、红糖各 100 克，当归 50 克，大枣 20 枚。

【功能主治】补脾益肾食谱；养血调经食谱。

【制法】煮。

【服法】食膏。

63. 人参地黄炖蜜糖

【组成】人参 15 克，生地黄 90 克，土茯苓 60 克，蜜糖 30 克。

【功能主治】滋阴润肺食谱；益气补脾食谱。

【制法】煮。

【服法】食蜜。

64. 花园春色

【组成】人参、灵芝各 50 克，麦冬 15 克，枸杞子 20 克，天麻 80 克，黄酒 500 克，嫩脆黄瓜 20 克，牛筋、鸭掌、素火腿各 30 克，北极贝 40 克，盐、味精、蒜油各适量。

【功能主治】平衡阴阳食谱；肌肤润泽食谱；美容食谱。

【制法】煮。

【服法】食肉，喝汤。

65. 猪手煲黄豆

【组成】人参、玉竹、枸杞、怀山、高汤、猪手、黄豆。

【功能主治】美容菜谱。

【制法】煮。

【服法】食肉，喝汤。

66. 糖尿病药膳

【组成】甲鱼1只，黄芪20克，人参10克，绍酒、姜、葱、姜、盐、味精、酱油、鸡汤各适量。

【功能主治】糖尿病菜谱。

【制法】把甲鱼宰杀后，去头、尾和内脏，切成八大块；将黄芪、人参切成片；葱切成葱花，姜切成片。然后把甲鱼放入蒸盆内，在甲鱼身上涂抹绍酒、酱油、盐、味精，放上姜片、葱花，并把黄芪、人参片放在甲鱼身上，盖上甲鱼壳，加入鸡汤；接着把甲鱼放在蒸笼内，用武火大气蒸约30分钟即成。

【服法】每日1次，佐餐食用，每次吃甲鱼肉30~50克。

67. 心脏病药膳

【组成】羊心3具，玉竹20克，人参10克，味精、胡椒粉、姜、料酒、盐、葱各适量。

【功能主治】心脏病菜系。

【制法】将玉竹润透，切成段；羊心洗净；姜拍松，葱切成段；人参润透切成片。将羊心、人参、玉竹、葱、姜、料酒一同放入锅内，加适量清水，先放在武火上烧沸，再用文火炖煮30分钟，加盐、味精、胡椒粉调味，搅拌均匀即可。

【服法】每日1次，佐餐或单食。

【注意】感冒者，忌服。

68. 人参蒸鹿肉

【组成】人参20克，鹿肉500克，料酒10克，盐4克，味精3克，胡椒粉3克，姜3克，葱10克。

【功能主治】补元气，益五脏。适用于气血两亏，五脏虚弱，倦怠乏力等症。

【制法】将人参去芦头，润透，切薄片；鹿肉去筋膜，切3厘米见方的薄片；姜切片，葱切段。将鹿肉放入蒸碗内，再加入盐、味精、料酒、胡椒粉、姜、葱，抓匀，入味 1 小时。在蒸碗内放入人参，置蒸笼内，武火蒸 40 分钟即成。

【用法】佐餐食用。

69. 八仙斑龙胶

【组成】人参、天门冬、生地黄、熟地黄、麦门冬、怀牛膝各 150 克，甘枸杞子、白何首乌、赤何首乌各 240 克，老鹿茸 600 克。

【功能主治】养血补虚。主治诸虚百损，五劳七伤，虚甚者。

【制法】将上药均入大砂锅内，熬汁 5 次，将滓滤净，再熬至 5 碗，则成胶矣。

【用法】每服茶匙二三匙，好酒调化，空心服，酒化服尤佳。

70. 调中健脾馅包

【组成】白菜馅、面粉各 250 克，黄芪粉、人参粉、白术粉、炙甘草粉、当归粉、陈皮粉、升麻粉、柴胡粉各 1 克，食盐 3 克，香油适量。

【功能主治】肝炎、肝硬化食谱。

【制法】半药粉、面粉混匀，做成面皮，白菜馅、食盐、香油调匀作馅，将两者如常法制成包子，上笼熟服食。

【用法】食用包子。

71. 健脾益胃面

【组成】人参 3 克，白术、干山药各 30 克，面粉 500 克。

【功能主治】脾胃虚弱。

【制法】将人参、干山药、白术研成细粉后，加面粉和清水和面，擀薄切片煮食。

【服法】食面。

72. 人参香菇鸡

【组成】香菇（水发）15 克，人参 15 克，火腿 10 克，水发玉兰片 10 克，母鸡 1 只（约 1000 克），鸡汤、生姜、精盐、味精、料酒各适量。

【功能主治】安神补气，固脱生津。主治倦怠、健忘、眩晕头痛、劳伤虚损等。

【制法】先将母鸡宰杀后，去毛和内脏，洗净，然后下开水锅汆一下即捞出，再用凉水洗净后，放入盘中，备用。将香菇、火腿、水发玉兰片、生姜洗净，切片，放入盆中，备用。用开水泡人参，并上锅蒸半小时，后倒入盆中加料酒、姜、味精，再加入鸡汤，上锅将鸡蒸熟即可。

【服法】每2日1剂，可分次佐餐，连服两周。

73. 神经衰弱方

【组成】猪心1具，人参、当归各10克。

【制法】先将猪心洗净，刨开，再把人参和当归装入猪心内，备用；加适量水在锅内，煮备好的猪心至熟烂时，取出，去人参和当归。

【功能主治】补虚养心，安神定惊。主治平素心血不足，多汗不眠，精神衰弱等。

【服法】汤用食盐调味，食猪心饮汤，2日1剂。

第二节　人参汤类

1. 双参汤

【组成】人参15克，海参（干）150克，香菇（鲜）30克，豌豆、竹笋各60克，猪肉（瘦）250克。

【功能主治】补虚养身食谱；气血双补食谱。

【制法】炖。

【服法】食肉、菜，喝汤。

2. 养荣汤

【组成】人参10克，桂圆50克。

【功能主治】气血双补食谱；冬季养生食谱；春季养生食谱；延缓衰老食谱。

【制法】煮。

【服法】喝汤。

3. 人参燕窝汤

【组成】人参 3 克，燕窝 6 克。

【功能主治】补气食谱；健脾开胃食谱。

【制法】隔水炖。

【服法】食燕窝、喝汤。

4. 参莲汤

【组成】人参、莲子各 10 克。

【功能主治】补气食谱。

【制法】隔水炖。

【服法】喝汤。

5. 人参莲子汤

【组成】白人参 10g，莲子 10g，冰糖 30g。

【功能主治】补气健脾。适用于病后体虚，脾虚气弱，食欲减退，自汗疲倦，大便溏薄等症。

【制作】先将人参切成薄片，莲子去心，放入碗内，加清水适量，浸泡 30 分钟，再加入冰糖，然后把盛药的碗置于蒸气锅内，隔水炖 1 小时左右，即可饮用。

【服法】每服 1 小碗，喝汤，吃莲子肉。

【禁忌】阴虚火旺，一切实热者，不宜服用；食参莲子汤时，不宜同食萝卜、茶叶等。

6. 大枣人参汤

【组成】人参 30g，大枣 10 枚。

【功能主治】大补元气，养血安神，固脱生津。

【主治】各种原因引起的大出血后的身体虚弱以及大出血后引起的脱证。

【制作】将人参、大枣洗净后放入铁锅内加水煮汤，也可放入炖盅内隔水炖开后即可服食。

【服法】每次 1 小碗，日服 2 次，人参药渣也可食用。

7. 人参茯苓汤

【组成】人参、茯苓各 10 克。

【功能主治】补气食谱；脚气食谱；水肿食谱。

【制法】煮。

【服法】喝汤。

8. 人参胡桃汤

【组成】人参 3 克，核桃 30 克。

【功能主治】补气食谱；壮腰健肾食谱。

【制法】煮。

【服法】喝汤，食核桃仁。

9. 人参枸杞汤

【组成】人参 3 克，枸杞子 30 克。

【功能主治】补气食谱；壮腰健肾食谱。

【制法】煮。

【服法】喝汤。

10. 八宝人参汤

【组成】人参 1 克，红绿丝 10 克，菠萝、苹果、枣（干）、梨、蜜柑、莲子各 15 克。

功能主治】补虚养身食谱；补气食谱；老人食谱；滋阴食谱。

制法】煮。

【服法】喝汤。

11. 通精加味汤

【组成】人参、黄芪、当归各 12 克，猪瘦肉 150 克，麦冬、木通各 9克，桔梗、路路通、王不留行、石菖蒲各 6 克。

【制法】将猪瘦肉洗净切丝，余药用布包，同置砂锅中，加清水适量，武火煮沸后，改用文火炖至肉熟，云浮药包，略放食盐调味服食。

【功能主治】补脾通窍，活络填表精。适用于脾胃亏虚，精血不足之性交射精不能等。

【服法】食肉，喝汤。

12. 肾沥汤

【组成】人参、白茯苓、白芍药、五加皮、炙甘草各15克，黄芪、牛膝、五味子、桂心、当归各20克，磁石30克。

【制法】将前10味药择净，研为粗末备用。

【功能主治】补肾益气，聪耳明目。适用于老年性耳聋、头晕乏力、眼目昏花等。

【服法】每次取药末15克，以水350毫升，加头号肾上腺（切去脂膜）1对，生姜3片，大枣3枚，与磁石用布包同煎至150毫升，去滓，待到汤药温时，吃饭前服用。

13. 人参鹿肉汤

【组成】人参、黄芪、枸杞子各5克，白术、茯苓、熟地黄、肉苁蓉、白芍药、益智仁、牛膝、淫羊藿各3克，鹿肉250克。

【功能主治】壮腰健肾食谱；补阳食谱；阳痿早泄食谱；冬季养生食谱。

【制法】煨。

【服法】食肉，喝汤。

14. 三珍鹿肉汤

【组成】人参10克，鹿茸4克，鹿肉400克，猴头菇150克。

【功能主治】家常菜谱；补气食谱；健脾开胃食谱；补虚养身食谱；通乳食谱。

【制法】烧。

【服法】食肉，喝汤。

15. 人参枸杞全鹿汤

【组成】人参、黄芪各30克，鹿肉7500克，白术、枸杞子、菟丝子、白芍各 15 克，杜仲、淫羊霍、胡椒、仙茅各 6 克，茯苓、当归、熟地黄各 12 克，肉苁蓉 10 克，肉桂 3 克，益智仁 19 克，怀牛膝 9 克，生姜、食盐各 100 克，葱白 250 克。

【功能主治】补益气血；温补肾阳；健脾宁心。适用于肾阳不足之神疲体倦、面色萎黄、心悸失眠、崩漏带下等症。

【制法】将鹿肉用清水洗净，剔下骨头，除去筋膜，入沸水锅内焯一下，捞出切成约 2 厘米见方的块，骨头打破。将以上药物按方配齐之后，用洁净的纱布袋装上扎口，用清水浸泡后同鹿肉、鹿骨一起置入锅中，加入适量清水，姜、葱洗净拍破下锅，胡椒研粉和食盐调匀装在小碗内待用。先用武火将汤烧沸，撇净浮沫，改用文火煨炖 2~3 个小时，待鹿肉熟烂即可分装入碗内，略用胡椒、食盐调味即成。

【服法】食肉，喝汤。

16. 人参鹿肉汤

【组成】人参、黄芪、芡实、枸杞子各 5 克，白术、茯苓、熟地黄、肉苁蓉、肉桂、白芍、益智仁、仙茅、泽泻、枣仁、山药、远志、当归、归菟丝子、怀牛膝、淫羊藿各 3 克，鹿肉 2500 克，葱、胡椒粉、盐各适量、生姜 3 片。

【功能主治】填精补肾，大补元阳。适用于中老年人体虚羸瘦、面色萎黄、四肢厥冷、腰膝酸痛、阳痿、早泄等。

【制法】将鹿肉去膜，洗净，放入沸水锅内余一下，捞出，切块。骨头一起放入锅内，加清水葱、姜、胡椒粉等，用武火烘沸后，撇去浮沫，改用文火煨炖 2~3 个小时，至鹿肉熟，去药包，调入作料服食。

【服法】食肉，喝汤。

17. 鹿茸大补汤 1

【组成】人参、北五味子、当归、白术、白茯苓、熟地黄、白芍、黄芪（炙）、甘草（炙）、阿胶、续断、半夏（制）、山药（炮）、石斛、酸枣仁、柏子仁（略炒）各 30 克，远志、川白姜（生）各 1.5 克，辣桂 15 克，鹿茸 60 克。

【功能主治】补虚损，益气血。用于虚劳不足，健忘，失眠，羸瘦，腰膝无力。

【制法】以上各药研成细粉。

【服法】每服 10 克，加生姜 4 片，大枣 2 枚，水煎食前服。每日 2 次。

18. 参茸大补汤 2

【组成】人参、鹿茸各 12 克，生姜 2 片，红枣 2 枚，嫩母鸡 1 只（重约 500 克），食盐少许。

【功能主治】温补肾气，抗衰延年。用于劳伤虚损而致食少倦怠，健忘，眩晕头痛，阳痿尿频等。

【制法】将嫩母鸡宰杀，去毛，剖洗干净，去内脏，去肥膏，备用；鹿茸去茸毛，切片（或鹿茸片也可）；人参切片，备用；生姜用清水洗干净，去姜皮，切 2 片；红枣用清水洗干净，去核，备用。将全部材料放入炖盅内，加凉水适量，加盖，隔水慢火炖 5 小时即可食用。

【服法】食肉，喝汤。

19. 鹿角乌鸡人参汤（又名乌鸡白凤汤）

【组成】（100 份）人参、鹿角胶、白芍、丹参、山药各 25 克，鳖甲、煅牡蛎、天冬、川芎、芡实各 12 克，桑螵蛸、黄芪、鹿角霜各 10 克，当归、生姜、葱各 30 克，甘草 6 克，生地黄、熟地各 50 克，银柴胡 5 克，墨鱼 1000 克，乌鸡肉 15 千克，绍酒 150 克，食盐、味精各适量。

【功能主治】补气养血，调经止带。适用于血虚阴亏气弱而见神疲体倦，腰膝酸软，妇女有经不调，白带量多，以及虚热，心悸怔忡，睡卧不宁等症。

【制作】（1）人参润软，切片，烘干碾成细末备用，其余的药用纱布袋装好，墨鱼用温水洗净备用，鸡爪、翅膀和药一齐下锅，注入清水烧沸后熬 1 小时备用。（2）鸡肉洗净，沸水焯后再洗净，切成条方块摆在 100 个碗里，加上葱段、姜块、食盐、绍酒的一半，药汁适量，上笼蒸烂。（3）鸡肉出笼后择去姜葱，鸡肉扣入碗中，原汤倒在酒里，再加适量汤调入余下的绍酒、食盐、味精，烧开，撇沫，收汁，浇鸡面上即可。

【服法】食肉，喝汤。

20. 人参鹿茸炖乌龟汤

【组成】人参、鹿茸、枸杞子各20克，乌龟2只，调料适量。

【功能主治】补精髓，益气血。适用于肾气虚弱，腰膝酸软无力，须发早白，脱发，遗精目眩；或心血虚少之心悸失眠；或气血不足之精神萎靡，小便频数，气短懒言，形容憔悴等。

【制法】龟肉下油锅略炒，加清水适量煮滚后，倒入炖盅肉，放入鹿茸、人参、枸杞子，盖好，隔滚水文火炖3小时，调味供用。

【服法】食肉，喝汤。

21. 人参羊肉汤

【组成】人参8克，羊肉（瘦）400克。

【功能主治】气血双补食谱；冬季养生食谱；神经衰弱食谱。

【制法】炖。

【服法】食肉，喝汤。

22. 人参芡实羊肉汤

【组成】人参9克，芡实、莲子（去心）、淮山各15克，大枣10克，羊肉500克，香油、味精、精盐各适量。

【功能主治】产妇菜谱。此汤具有补气养血、固摄乳汁的功能主治。可用于防治产后气血不足、乳汁自出等症。

【制法】炖。

【服法】食肉，喝汤。

23. 人参瘦肉汤

【组成】人参9克，甘草3克，白术6克，猪肉（瘦）200克。

【功能主治】冠心病食谱。

【制法】炖。

【服法】食肉，喝汤。

24. 人参猪肚汤

【组成】人参、黄连、枣（干）各5克，甘草6克，干姜15克，黄芩、半夏各 9 克，猪肚 500 克。

【功能主治】胃调养食谱。

【制法】炖。

【服法】食肉，喝汤。

25. 参归腰子汤

【组成】人参、当归各 10 克，猪腰子 300 克。

【功能主治】补虚养身食谱；壮腰健肾食谱；补阳食谱；自汗盗汗食谱；阳痿早泄食谱；气血双补食谱；保胎食谱；孕早期食谱。。

【制法】炖。

【服法】食肉，喝汤。

26. 猪肚内金汤

【组成】人参须、鸡内金各 12 克，猪肚 250 克。

【功能主治】补气食谱；胃炎食谱；健脾开胃食谱；脾调养食谱；补虚养身食谱。

【制法】煮。

【服法】食肉，喝汤。

27. 黄芪归参猪心汤

【组成】人参 10 克，猪心 1 个，黄芪、当归各 20 克，调味品适量。

【功能主治】益气、养血、补血。适用于男性更年期综合征心悸怔忡、气短乏力、心悸失眠。

【制法】将诸药洗净，入锅中，加清水适量煮 30 分钟后，去药渣，再加入适量清水，放入猪心和生姜、葱、胡椒、食盐等调味品，煮至猪心烂熟服食。

【服法】食肉，喝汤。

28. 母猪蹄参芪汤

【组成】人参 3 克，猪蹄 1 只，黄芪 10 克，当归 15 克，麦冬 12 克，木通 9 克，桔梗 6 克。

【功能主治】补益气血，增奶通乳。适用于产后缺乳。

【制法】将猪蹄去毛桩，洗净，先炖半小时，而后将人参等诸药用布包同炖至蹄烂汤浓为止。

【服法】食肉，喝汤。

29. 参芪猪脑汤

【组成】人参粉、黄芪粉各3克，猪脑1具，豆腐150克，调味品适量。

【功能主治】健脾益气，益智聪脑。适用于气虚眩晕、记忆力下降者的调养。

【制法】将猪脑洗净，与豆腐同放锅中，加清水适量煮沸后，加人参黄芪粉及姜、葱、胡椒，用文火炖至烂熟后服食。

【服法】食脑、豆腐，喝汤。

30. 人参石膏鸡肉汤

【组成】人参10克，粳米30克，石膏10克，鸡肉100克。

【功能主治】糖尿病食谱；清热去火食谱。

【制法】煮。

【服法】食肉，喝汤。

31. 人参鸡汤

【组成】人参、枣（干）各5克，黄芪、甘草各1克，枸杞子2克，白果（干）10克，洋葱（红皮）25克，童子鸡1000克

【功能主治】气血双补食谱；补虚养身食谱；老人食谱。

【制法】炖。

【服法】食肉，喝汤。

32. 龟鹿大补鸡汤

【组成】人参、鹿角胶、枸杞子、龟胶各10克，母鸡1500克。

【功能主治】补虚养身食谱；术后食谱；老人食谱；营养不良食谱。

【制法】炖。

【服法】食肉，喝汤。

33. 参茸乌鸡汤

【组成】人参 10 克，鹿茸 3 克，乌骨鸡 800 克。

【功能主治】家常菜谱；补气食谱；失眠食谱；延缓衰老食谱。

【制法】炖。

【服法】食肉，喝汤。

34. 美味人参汤

【组成】人参、鸡蛋清各 25 克，鸡胸脯肉 100 克，火腿 50 克。

【功能主治】东北菜；明目食谱；神经衰弱食谱；补虚养身食谱；延缓衰老食谱。

【制法】煮。

【服法】食肉，喝汤。

35. 十全乌鸡汤

【组成】人参 2 克，当归、锁阳、北沙参各 5 克，百合、党参各 10 克，枸杞子、山药各 15 克，枣（干）20 克，乌骨鸡 1200 克。

【功能主治】川菜；肾调养食谱；补阳食谱；气血双补食谱；补虚养身食谱。

【制法】炖。

【服法】食肉，喝汤。

36. 人参鸡肉汤

【组成】人参 10 克，老母鸡 1 只，淮山、大枣各 15 克，料酒、姜、葱、味精、精盐各适量。

【功能主治】产妇菜谱。人参能补益元气，温中益气。与填精补髓、活血调经的鸡肉共制成汤菜，具有补气、补血、增乳的功能主治。适于产后气血虚弱所致乳汁不足者食用。

【制法】炖。

【服法】食肉，喝汤。

37. 鸡块人参汤

【组成】人参 3 克，嫩母鸡 1 只约 1250 克，奶汤 1500 克，猪油 75 克，葱段 20 克，姜块 10 克，精盐、料酒、味精各适量。

【功能主治】美味粥汤。有滋补保健作用。

【制法】炖。

【服法】食肉，喝汤。

38. 参归补益汤

【组成】人参 15 克，母鸡 1 只，黄芪、当归各 15 克，调味品适量。

【功能主治】补益气血。适用于气血亏虚、面色无华、毛发不荣等。

【制法】将母鸡宰杀后去毛及内脏，洗净，切成寸块；将药物装入小纱布袋中并扎口；一并置入砂锅中，加适量清水先用武火烧开，改用文火炖至烂熟后调味服食。

【服法】食肉，喝汤。

39. 黄芪参茸乌鸡汤

【组成】人参 10 克，乌鸡肉 200 克，黄芪 20 克，鹿茸 3 克，食盐、味精各少许。

【功能主治】双补气血，强壮益精。适用于纵欲房劳，气血亏虚，脏腑失养所致的头晕目眩、自汗盗汗、五心烦热、心悸、失眠多梦、遗精早泄等。

【制法】乌鸡肉洗净，切块，黄芪、人参、鹿茸洗净。将以上原料全部放入炖盅内，加开水适量，炖盅加盖，用文火隔水炖 2 ~ 3 小时，加食盐、味精调味食用。

【服法】食肉，喝汤。

40. 人参鹿尾子鸡汤

【组成】人参、陈皮各 3 克，鹿尾 1 根，母鸡 1 只，瘦火腿、瘦猪肉、水发蘑菇各 50 克，上汤（骨头汤）1000 克，绍酒 30 克，食盐 6 克，白糖 3 克，葱 50 克，姜 20 克，上汤 300 克。

【功能主治】有补元气、暖腰膝、益肾精的功能主治。常人服之可增强人体免疫能力，强身益智，延年益寿。

【制法】将鹿尾先用开水稍泡取出，洗净污秽，再下沸水锅滚烧 10 分钟后捞出，褪去毛，如不易褪净，可反复再烫，直至褪净。锅烧热放油烧至八成熟时，下入姜、葱，煸香后烹入绍酒，加入水，将鹿尾下锅滚烧 10 分钟捞出。再起油锅煸酱、葱，烹入绍酒，加入陈皮、鹿尾，上汤烧滚 10 分钟后，捞起姜、葱，再用文火煨 10 分钟后，捞出鹿尾。母鸡洗净后剁去爪，剖成两半，再下沸水锅焯透捞出，剔去大骨待用。瘦肉和火腿各切成三件，瘦肉先下开水锅略焯捞起，洗净后同火腿、蘑菇、鸡放入罐内待用。人参洗净后上蒸笼蒸软，切成薄片和陈皮一起放入罐内，然后再把鹿尾切成两半放在鸡肉两旁。将高汤倒入锅内，加入白糖，烧开后，再倒入罐内，加盖后用湿绵纸密封，上蒸笼一个半小时取出，启封放少量食盐调味即成。

【服法】食肉，喝汤。

【宜忌】感冒忌用。

41. 人参滋补鸭汤

【组成】人参、枸杞子各 25 克，鸭 1000 克。

【功能主治】补虚养身食谱；滋阴食谱；营养不良食谱；老人食谱；术后食谱。

【制法】炖。

【服法】食肉，喝汤。

42. 参芪鸭条汤

【组成】人参、黄芪各 10 克，老鸭 1 只，猪瘦肉 100 克，调味品适量。

【功能主治】补气养阴，益髓填精。适用于气阴两虚所致的白细胞减少症。

【制法】将老鸭洗净，用酱油均匀涂于鸭皮上，入油锅中炸成金黄色时取出，温水洗去油腻，盛入砂锅中，纳入猪肉、人参、黄芪及葱、姜、料酒、食盐、味精等。文火炖至老鸭烂熟时取出，将鸭子剔去大骨，切块放入大汤碗内，倾入原汤即可食用。

【服法】食肉，喝汤。

43. 参芪鹅肉汤

【组成】人参 30 克，黄芪 25 克，鹅一只（约 1500 克），枸杞子 35 克，大枣 10 枚，生姜 15 克，调味品适量。

【功能主治】补脾益胃，益气养阴，补虚健体。适用于鼻咽癌。

【制法】将鹅杀后，去毛及肠杂，洗净待用；人参、黄芪入浸后，切成片；大枣去核；生姜洗净切片。将诸味药一并装入鹅腹内，以线缝合，置砂锅中，加入食盐和适量清水，用武火烧沸后，再用文火慢煮，加入调料，煨炖至熟烂后取出药物，加入调味品，调味后即可。

【服法】食肉饮汤，隔二日 1 剂，连续服三～五剂。

44. 三仙禽参汤

【组成】人参 5 克，母鸡 1200 克，麻雀 50 克，鸽肉 250 克。

【功能主治】丰胸食谱；补虚养身食谱；气血双补食谱。

【制法】炖。

【服法】食肉，喝汤。

45. 人参群鲜汤

【组成】人参 10 克，猪肋条肉（五花肉）200 克，猪肚、干贝各 30 克，鲍鱼 50 克，冬笋 60 克，海参（水浸）、鸡肉各 300 克，口蘑、蟹黄、虾米各 20 克。

【功能主治】补气食谱；老人食谱。

【制法】炖。

【服法】食肉，喝汤。

46. 安眠补养汤

【组成】人参 5 克，鸡血藤、夜交藤各 20 克，狗脊、菟丝子、桑寄生、旱莲草、女贞子各 12 克，生地黄、熟地黄、续断各 8 克，乌骨鸡、鸭肉各 500 克。

【功能主治】气血双补食谱；失眠食谱；营养不良食谱；补虚养身食谱；术后食谱。

【制法】煮。

【服法】食肉，喝汤。

47. 气血溢补汤

【组成】人参6克，鸡血藤、夜交藤各30克，仙鹤草25克，旱莲草、桑寄生、女贞子各15克，合欢皮10克，生地黄、续断各8克，乌骨鸡、鸭肉各500克，猪排骨（大排）300克，鸡骨架、鸭骨各100克。

【功能主治】神经衰弱食谱；气血双补食谱；壮腰健肾食谱；补虚养身食谱；营养不良食谱。

【制法】炖。

【服法】食肉，喝汤。

48. 人参鸽蛋汤

【组成】人参6克，鸽蛋75克。

【功能主治】补气食谱；滋阴食谱。

【制法】煮。

【服法】食鸽蛋，喝汤。

49. 参芪虫草乳鸽汤

【组成】人参、陈皮各6克，黄芪15克，茯苓12克，焦白术10克，冬虫夏草2克，乳鸽1只，调味品适量。

【功能主治】补益肺肾、纳气平喘、益气健脾。适用于支气管哮喘缓解期。

【制法】将乳鸽去毛，洗净，同诸药共放碗中，加清水适量及葱、姜、胡椒、蒜等，隔水蒸熟后，加食盐、味精调味服食。

【服法】食肉，喝汤。

50. 人参鸽蛋银耳汤

【组成】人参3克，鸽蛋120克，银耳（干）25克，火腿30克，香菇（鲜）10克。

【功能主治】气血双补食谱；益智补脑食谱；滋阴食谱；肾调养食谱；

肺调养食谱。

【制法】炖。

【服法】食肉、菜，喝汤。

51. 人参银耳汤

【组成】人参、油菜、冬笋各5克，银耳（干）6克。

【功能主治】家常菜谱；营养不良食谱；健脾开胃食谱；补虚养身食谱；气血双补食谱。

【制法】煮。

【服法】食菜，喝汤。

52. 人参鲤鱼汤

【组成】人参15克，塘鳢鱼500克。

【功能主治】补气食谱；气血双补食谱；营养不良食谱。

【制法】煮。

【服法】食肉，喝汤。

53. 红参龟凤汤

【组成】人参25克，乌龟300克，雏鸽250克。

【功能主治】川菜；补虚养身食谱；气血双补食谱；滋阴食谱；补阳食谱。

【制法】炖。

【服法】食肉，喝汤。

54. 人参鱼肉汤

【组成】鲜人参5支，川贝8克，龙眼肉4克，海鱼半斤、火腿、瘦肉各适量，姜汁、酒各一匙。

【功能主治】润肺补虚、秋冬食之最佳。

【制法】炖。

【服法】食肉，喝汤。每3日1剂，7日为1个疗程，连用2～3个疗程。

55. 人参蜂乳汁

【组成】人参 10 克，蜂乳 100 克，白糖 120 克。

【功能主治】乌须发美容养颜食谱；老年性便秘食谱。

【制法】先将人参洗净，切成小薄片，放入锅内，加清水 500 毫升，用中火煮沸后，改用文火煮 1～2 小时，待人参汁凉后，过滤药汁备用；另将蜂蜜倒入锅内，加冷开水 250 毫升调匀，置于中火加热，放入白糖，不断搅拌均匀，离火冷却；把人参汁倒入蜂乳白糖汁内，不断搅拌至均匀，待冷却后，装入瓷瓶内备用。

【服法】每次服 2 匙，一日 2 次，可用温开水化开服用。

56. 归脾汤

【组成】人参、广木香各 6 克，白术、茯苓、炙黄芪、桂圆肉、炒酸枣仁、当归各 10 克，炙远志 6 克，炙甘草 3 克。

【功能主治】补气养血，健脾安神。主治心脾亏损，气血不足，心悸怔忡，健忘失眠，头晕眼花，面色萎黄，食少体倦者，坚持服用，对于美容养颜大有裨益。

【制法】先将上药洗净，放入砂锅内，加生姜 3 片，红枣 5 枚，加清水适量，泡浸 30～60 分钟，用中火煮沸后，改用文火慢煮 30 分钟后，过滤去渣，连煮 2 次，然后把 2 次药汁合并备用。

【服法】每日 1 剂，分 2 次空腹服下。

57. 人参益肺方蜜膏

【组成】人参 30 克，茯苓 50 克，地黄 500 克，白蜜 250 克。

【功能主治】滋阴润肺。主治阴虚肺燥症。

【制法】先将地黄熬汁，除去渣，入蜜炼稠，再将茯苓和人参研成细末调入，用瓷罐贮存。

【服法】每日 2 次，每次 2 羹匙，温开水送服。

58. 安神助眠汤

【组成】当归 20 克，人参 25 克，猪肾 2 具，姜、葱、食盐、味精适量。

【制法】先将当归洗净，切成 1 厘米长的小节，备用；人参洗净，切片，备用；猪肾刨开去脂膜后洗净，切成小粒，备用；然后把当归、人参、猪肾一同入砂锅，加姜、葱、食盐以及清水适量，用武火烧沸后，后转用文火炖煮 1 小时即可。

【功能主治】补心，益肾。主治心脾两虚，精神恍惚等。

【服法】食肉，喝汤。

第三节　人参粥类

1. 参芪羊肉粥

【组成】人参、黄芪各 10 克，茯苓 12 克，羊肉（瘦）100 克，粳米 100 克，枣（干）15 克。

【功能主治】补阳食谱；冬季养生食谱；肢寒畏冷食谱。

【制法】将黄芪、茯苓水煎取汁，加粳米、羊肉、大枣煮为稀粥，待熟时调入人参末，再煮一二沸服食。

【服法】食粥。早、晚各 1 剂。煮。

2. 人参五味粥

【组成】人参、五味子、麦门冬各 10 克，粳米 150 克。

【功能主治】冠心病食谱。

【制法】将五味子、麦门冬水煎取汁，加粳米煮为稀粥，待熟时调入人参末，再煮一二沸服食。

【服法】食粥。早、晚各 1 剂。

3. 人参蜜粥 1

【组成】人参 5 克，蜂蜜 40 克，粳米 100 克。

【功能主治】烧伤食谱；补阳食谱；补虚养身食谱；围孕期食谱；健脾开胃食谱。

【制法】将人参末加入蜂蜜、粳米煮粥。

【服法】食粥。早、晚各 1 剂。

4. 人参蜜粥 2

【组成】人参 3 克，姜汁 5 克，韭菜 5 克，蜂蜜 50 克，粳米 100 克。

【功能主治】气血双补食谱；美容菜谱；便秘食谱。

【制法】将人参末加入姜汁、韭菜、蜂蜜、粳米煮粥。

【服法】食粥。早、晚各 1 剂。

5. 人参山楂粥

【组成】人参、粳米各 25 克，山楂 50 克。

【功能主治】哮喘食谱。

【制法】将人参末加入山楂、粳米煮粥。

【服法】食粥。早、晚各 1 剂。

6. 人参黄芪莲子粥

【组成】人参 5 克，粳米 60 克，黄芪 30 克，枣（鲜）50 克，莲子 15 克。

【功能主治】气血双补食谱、月经不调食谱。

【制法】将黄芪煎煮取汁，加入人参粉末、莲子、枣、粳米煮粥。

【服法】食粥。早、晚各 1 剂。

7. 参黄粥

【组成】人参 10 克，粳米 90 克，黄芪 30 克。

【功能主治】补虚养身食谱；补气食谱。

【制法】将黄芪煎煮取汁，加入人参末、粳米煮粥。

【服法】食粥。早、晚各 1 剂。

8. 人参黄芪粥

【组成】人参 5 克，粳米 80 克，白术 10 克，黄芪 20 克。

【功能主治】补气食谱；补虚养身食谱；延缓衰老食谱。

【制法】将黄芪、白术煎煮取汁，加入人参粉末、粳米煮粥。

【服法】食粥。早、晚各 1 剂。

9. 人参莲子粥

【组成】人参 10 克，莲子 20 克，白砂糖 30 克，粳米 100 克。

【功能主治】益智补脑食谱、补气食谱、产妇菜谱。

【制法】将人参粉末加入粳米、莲子、白砂糖煮粥。

【服法】食粥。早、晚各 1 剂。

10. 参芪糯米粥

【组成】人参末 3 克，黄芪 30 克，糯米 50 克，红糖适量。

【功能主治】大补元气，益气回阳。适用于产后血晕。

【制法】将黄芪水煎取汁，加糯米煮为稀粥，待熟时调入人参末、红糖，再煮一二沸服食。

【服法】食粥。早、晚各 1 剂。

11. 人参蛤蚧粥

【组成】人参 10 克，蛤蚧 1 对，大枣 5 枚，粳米 100 克，生姜 15 克。

【功能主治】补脾益肺，补肾纳气，助阳益精。

【制法】人参、蛤蚧焙干共研细末备用。将大枣掰开，去核；生姜切片；粳米淘米干净，同入砂锅中，加开水 1000 毫升大火烧开，转小火煮，粥熟时调入人参蛤蚧粉，稍沸即可。

【服法】早晚趁早各服一碗，可连食 3~5 日。

【注意】身体壮实而又常口苦咽干，尿黄便结者忌服；服粥期间不宜吃萝卜。

12. 补虚正气粥

【组成】人参 3 克，炙黄芪 30 克，粳米 100 克，白糖少许。

【功能主治】补益正气，健脾和胃，抗衰老。

【主治】疲倦内伤，五脏虚衰，年老体弱，久病羸瘦，心慌气短，体虚自汗，脾虚久痢，食欲减弱，气虚浮肿等症。

【制法】将人参、黄芪洗净，切成薄片，用清水浸泡 30 分钟，入砂锅内，用中火煎沸后，改用文火煎取浓汁，过滤去渣备用；粳米洗净，放入砂锅内，加药汁、清水煮粥，待粥将稠时，加入白糖少许调味。

【服法】服 1 小碗，每日 2 次，温热服食。

13. 人参粥 1

【组成】人参 10 克，白米 50 克。

【功能主治】补肺益脾，生津安神，益寿延年。

【制法】将人参切成小片，加清水 500 毫升，先用微火熬约 1 小时，再将淘洗干净的白米倒入人参汤中，同煮成粥。

【服法】晨起空腹趁热服用。

【注意】吃粥期间，忌食萝卜。身体强壮及常五心烦热，潮热盗汗，口苦口干者不宜。炎热夏季慎用。

14. 人参粥 2

【组成】人参粉 3 克，粳米 100 克，冰糖适量。

【功能主治】大补元气，补脾润肺，生津安神，抗衰老。用于年老体弱，五脏虚衰，久病体弱，劳伤亏损，食欲不振，慢性腹泻，心慌气短，失眠健忘，性功能减退等症。

【制法】先将粳米洗净，放入砂锅内，加水煮粥，待粥将熟时，加入人参粉、冰糖、同煮成粥，即可服用。

【服法】每服 1 小碗，每日 2 次，温热服用。

15. 人参小米粥

【组成】人参粉末 10 克，小米 50 克，鸡蛋清 40 克，薤白 12 克。

【功能主治】补气食谱。

【制法】煮。

【服法】食粥。早、晚各 1 剂。

16. 参姜小米粥

【组成】人参粉末 10 克，姜 10 克，小米 100 克。

【功能主治】补气食谱；脾调养食谱；呕吐调理食谱。

【制法】煮。

【服法】食粥。早、晚各1剂。

17. 人参鸡粥

【组成】高丽参3克，怀山药6克，粳米50克，鸡1只，生姜丝少许，食盐适量。

【功能主治】滋补五脏，强壮身体，补益气血。用于年老体弱，病后、产后体虚，气血不足，虚弱劳损，头晕目眩，神疲乏力，面色少华等症。

【制法】先将鸡去毛和肠杂，用清水洗净，放入砂锅内，加水煮鸡去骨，鸡肉撕成丝状，将人参切成薄片，同粳米一起放入鸡汤内煮粥，待粥将成时，加入怀山药、生姜丝，用文火煮至粥稠时，加入食盐调味，稍煮即可。

【服法】每服1小碗，每日2次，温热服食。

18. 糯米参麦粥

【组成】人参、甘草各1.5克，麦冬5克，红枣3枚，糯米100克，蜂蜜适量。

【功能主治】止咳化痰，宁心安神。用于嗽痰多，慢性支气管炎，心悸少寐，神疲乏力等症。

【制法】将人参、麦冬、大枣、甘草入锅内，加水煎取浓汁，过滤去渣备用；糯米洗净，放入锅内，加水煮粥，待粥将成时，放入药汁，稍煮片刻，酌加蜂蜜调服。

【服法】服1小碗，每日2次，温热服食。

19. 人参糯米粥

【组成】人参粉5克，茯苓20克，麦冬10克，粳米60克，白糖少许。

【功能主治】健脾补元，养阴止泻。

【主治】虚泄泻，神疲乏力，面色少华，体弱倦怠等症。

【制法】将茯苓、麦冬浓煎取汁，同糯米、人参粉入锅内，加水煮粥，待粥稠时，放入白糖稍煮即可。

【服法】服1小碗，每日2次，温热服食。

20. 人参茯苓粥

【组成】人参 5 克，白茯苓 15 克，生姜 3 克，粳米 100 克，食盐少许。

【功能主治】益气补虚，健脾和胃。用于气虚体弱，脾胃不足，倦怠乏力，面色苍白，食少便溏等症。

【制法】先将人参切成薄片，生姜切成丝；茯苓捣碎，浸泡 30 分钟，放入砂锅内，煎取药汁待用；粳米洗净，放入锅内，同人参煮粥，待粥将成时，加入生姜丝、药汁、食盐调味，稍煮 1~2 沸后，即可食用。

【服法】每服 1 小碗，每日 2 次，温热服食。

21. 参苓粥

【组成】人参粉、茯苓粉各 10 克，粳米 100 克。

【功能主治】健脾开胃食谱；补气食谱；补虚养身食谱。

【制法】煮。

【服法】早晚各服 1 剂。

22. 人参猪肾粥

【组成】人参 1 克，猪肾 1 对，葱白 7 根，防风 0.5 克，粳米 100 克，食盐少许。

【功能主治】补五脏，聪耳明目。用于五脏虚弱，气血不足，咳嗽气喘等症。

【制法】将猪肾剖为 2 片，剔去白筋膜，切成细末；葱白洗净，切去须根，切细备用；人参去芦，研成粉末，粳米洗净；防风入砂锅内，加水煎汁，过滤去渣，放入粳米，加适量清水，用武火煮沸后改用文火慢煮，待粥将成时，放入猪肾末、参末、葱花、食盐拌匀，稍煮片刻，即可食用。

【服法】服 1 小碗，每日 2 次，温热服食。

23. 猪肾人参薏米粥

【组成】人参粉 20 克，薏米 25 克，猪腰子 200 克，粳米 100 克。

【功能主治】肾调养食谱；胃调养食谱；气血双补食谱。

【制法】煮。

【服法】服 1 小碗，每日 2 次，温热服食。

24. 人参旱莲草粥

【组成】人参粉 9 克，旱莲草粉 9 克，粳米 80 克。

【功能主治】补气食谱。

【制法】煮。

【服法】服 1 小碗，每日 2 次，温热服食。

25. 人参大枣粥

【组成】人参粉 3 克，大枣 10 克，粳米 100 克，白糖适量。

【功能主治】补气养血，健脾和胃。用于脾胃虚弱，食少便溏；气血不足，倦怠无力，心悸失眠，以及血小板减少，贫血、营养不良等症。

【制法】先将大枣洗净，用清水浸泡片刻，粳米淘洗干净，同大枣入锅内，加水适量，用中火煮沸后，改用文火慢煮，待粥将成时，加入人参粉、白糖适量，稍煮即可。

【服法】每服 1 小碗，每日 2 次，温热服食。

26. 参枣粥

【组成】人参粉 5 克，枣（干）10 克，糯米 250 克。

【功能主治】产后调理食谱；脾调养食谱。

【制法】煮。

【服法】服 1 小碗，每日 2 次，温热服食。

27. 人参杞子粥

【组成】人参粉、枣（干）各 5 克，枸杞子 15 克，粳米 100 克。

【功能主治】肾调养食谱；补阳食谱；冬季养生食谱。

【制法】煮。

【服法】服 1 小碗，每日 2 次，温热服食。

28. 人参升麻粥

【组成】人参粉 10 克，升麻粉 3 克，粳米 30 克。

【功能主治】子宫脱垂食谱；补气食谱；腮腺炎食谱；肺调养食谱；肺气肿食谱。

【制法】煮。

【服法】服 1 小碗，每日 2 次，温热服食。

29. 无花果人参粥

【组成】人参 10 克，无花果 3 个，黄芪、天冬、茯苓、薏苡仁各 15 克，大米 100 克，砂糖适量。

【功能主治】益气扶正。适用于癌症正气亏虚、邪毒亢盛者。

【制法】将诸药水煎取汁，加煮沸粥，待熟后以砂糖调味。

【服法】分 2 次服食，每日 1 剂。

30. 雀儿药粥

【组成】人参粉 3 克，麻雀 2 只，菟丝子、覆盆子、枸杞子各 10 克，五味子 5 克，粳米 100 克，生姜、葱白适量、食盐少许。

【功能主治】温肾壮阳，填精暖腰。用于阴虚羸弱，阳痿遗精，腰膝酸软，小便频数，崩漏带下等症。

【制法】先将菟丝子、覆盆子、枸杞子洗净，放入砂锅内，加水煎取浓汁，去渣备用；麻雀去毛和内脏洗净用酒炒，然后同药汁、人参粉、粳米、清水煮粥，待粥欲熟时，再加姜葱、食盐调味，略煮片刻即可。

【服法】每服 1 小碗，每日 2 次，温热服食。

【禁忌】外感发热，性功能亢进者，不宜服食。

31. 癌症药膳

【组成】阿胶 10 克，人参，4 ~ 6 克，大米 30 ~ 60 克，白糖适量。

【功能主治】益气，补血。主治肺癌大出血后引起的虚脱和体虚等。

【服法】将人参放入锅内，加水煎煮，备用；再将淘洗干净的大米加适量水，按常理煮粥，待粥将熟时，放入阿胶、白糖及人参汁，煮化后即可。每日 2 次，温服。

32. 肺脏病药膳粥

【组成】蛤蚧 1 对，人参 15 克，糯米适量。

【功能主治】大滋补肺气，温肾纳气，止咳平喘。主治肺虚或肺肾两虚所致的久咳虚喘，心悸水肿，腰膝酸软，神疲乏力。

【服法】先用酒、蜜涂抹蛤蚧全身，再放入铁板上煎熟，然后取人参焙干，再将两味药一同研成细末，过 40 目筛，分成 6 份，备用；用时每次取 1 份与糯米 30 克一同放入砂锅内，加水煮成稀粥。每日 1 剂，趁热于空腹时缓缓食用，1 月为 1 个疗程。

33. 胃肠病药膳粥

【组成】人参 5 克，粳米 100 克，冰糖适量。

【功能主治】益元气，止泄泻。主治脾胃虚弱型慢性胃肠炎。

【服法】将人参、粳米洗净，一同放入锅内，加适量水煮粥，待粥熟后加入少许冰糖，再稍煮即可。每日 2 次，早晚温服。

34. 人参升压粥

【组成】人参末 3 克，冰糖适量，粳米 100 克。

【功能主治】主治低血压。

【服法】将人参、冰糖、粳米一同放入砂锅内，加水煮粥，食粥，早晚分次食用。

第四节　人参酒类

1. 人参酒 1

【组成】人参 30 克，白酒 500 毫升。

【功能主治】补中益气，通治诸虚。适用于久病气虚，面色萎黄，倦怠无力，心悸自汗，食欲减退，阳痿不举等症。

【制法】先将人参洗净，放入瓷瓶内，加入白酒后，加盖密封，置阴凉处，浸泡 7 ~ 15 天后，即可服用。

【服法】每服 20 毫升，每日 2 次，饭后饮用。

2. 人参酒 2

【组成】人参、熟地、当归、五味子各 50 克，麦冬、淫羊藿各 100 克，白酒 2500 毫升。

【功能主治】培元益气，补肾宁心，抗老防衰。

【制法】将麦冬、五味子捣碎，余药切细，一道浸入白酒中，1 个月后过滤取液瓶贮备用，余渣可用 2500 毫升白酒重浸 1 次。

【服法】每日 1 ~ 2 次，每次 10 ~ 20 毫升。

【注意】外感发热忌服。

3. 参术酒

【组成】人参 20 克，炙甘草、大枣各 30 克，白茯苓、炒白术各 40 克，生姜 20 克，黄酒 1000 毫升。

【功能主治】益气健脾。用于脾胃气虚，气短无力，面黄形瘦，食少便溏，神疲乏力等症。

【制法】以上六味，共捣成粗末，用白纱布包扎后，放入瓷瓶内，加入黄酒后，密封瓶口，经 3 ~ 5 天后开取，去渣备用。

【服法】每服 1 盅，每日 2 次，温热饮用。

4. 参桂酒

【组成】人参 15 克，肉桂 15 克，白酒 1000 毫升。

【功能主治】补气益虚，温经通脉。用于中气不足，手足麻木，面黄肌瘦，精神萎靡等症。

【制法】先将人参洗净，切成薄片，同肉桂放入瓷瓶内，加入白酒后，密封瓶口，经 7 ~ 15 天后，即可饮用。

【服法】每服 20 毫升，每日 2 次，温热饮用。

5. 参芪酒

【组成】人参、黄芪各 50 克，白术、独活各 30 克，甘草 10 克。

【功能主治】补益肝肾。适用于足跟痛症。

【制法】将上药加白酒，或米酒，或黄酒 3000 克，浸泡 20 天，滤汁备用。

【服法】早、晚各 1 次，可随意饮用，以不醉为佳。

6. 固本酒

【组成】人参、麦门冬、熟地黄、生地黄各 30 克，天门冬、茯苓各 20 克，白酒 1500 毫升。

【功能主治】悦容颜，增精神，滋阴补脾。用于肝肾阴虚，脾气虚弱，腰酸膝困，神疲乏力，少食体倦，毛枯发白，面容憔悴，精神不振等证。

【制法】先将上药洗净，碎细成末，装入绢袋内，置入瓷坛内，倒入白酒，密封 3～5 日后，再置火上，先文火后武火，煮至酒色发黑，去渣备用。

【服法】每服 2 次，每次 10 毫升，空腹饮用。

7. 回春酒

【组成】人参 30 克，荔枝肉 500 克，白酒 2500 毫升。

【功能主治】补气健脾，安神益智，丰肌美容。

【制法】将人参切薄片，与荔枝肉一同浸入白酒中，瓶贮密封，置于阴凉避光处，时常振摇，半月后启封饮用。

【服法】每日早晚各 1 次，每次饮服 10～20 毫升。

【注意】身体强壮者慎服。外感发热者忌服。

8. 乌须酒

【组成】人参、牛膝各 15 克，熟地、首乌、枸杞子各 60 克，当归、黑豆、桑葚各 30 克，白酒 5000 毫升。

【功能主治】补肾养肝，乌须黑发，驻颜美容。

【制法】将上药分别切碎或粉碎，浸入白酒之中，封闭存贮，隔日振摇 1 次，1 个月后启用。

【服法】每日早晚各 1 次，每次饮用 10～20 毫升，或不拘量随意饮用，以不醉为度。

【注意】外感发热不宜饮用。

9. 三圣酒

【组成】人参 15 克，淮山、白术各 20 克，白酒 500 毫升。

【功能主治】健脾和胃，生津止渴。

【制法】将人参切薄片，白术土炒成焦黄色，淮山烘干，再将白术与淮山捣碎，同人参片一道浸入白酒之中，密封贮存，10天后过滤取液备用。

【服法】每日早晚各1次，空腹温饮10～20毫升。

【注意】阴虚火旺，口苦咽干者忌服。

10. 却老酒

【组成】人参30克，甘菊花、麦冬（去心焙）、枸杞子、白术、石菖蒲、远志（去心）、熟地各60克，白茯苓（去黑皮）70克，肉桂25克，何首乌50克。

【功能主治】对于精血不足、容颜无华者，起到充精髓、泽肌肤之功效

【服法】每日2次，每次20～50毫升。

11. 千岁酒

【组成】人参45克，当归、白芍、黄芪、茯苓、川芎、生地黄、枸杞子各50克，龙眼肉150克，白酒5000毫升，冰糖500克。

【功能主治】气血双补，健脾养胃。长服可美容养颜，润肤秀发，轻身延年。

【制法】将前6味药共研细末，入布袋；枸杞子去杂洗净；同与龙眼肉、人参置于容器中，下白酒密封浸泡15天，弃布袋，加入冰糖溶化即可饮用。

【服法】每日2次，每次20～50毫升。

12. 参杞酒

【组成】人参20克，枸杞子汁、生地黄汁各100克，麦门冬汁60克，杏仁、白茯苓各30克，白酒1500毫升。

【功能主治】益精固髓，滋阴明目，润五脏，久服延年。用于肾虚精亏，阳痿不举，目晕耳聋，腰膝酸软，面色无华，神疲乏力等症。

【制法】先将杏仁、人参、茯苓捣碎，同枸杞汁、地黄汁、麦冬汁放入瓶中，放入白酒浸泡，经7～15天后开取，去渣备用。

【服法】每服10毫升，每日2次，温热饮用。

13. 人参枸杞酒

【组成】人参200克，枸杞子3500克，熟地黄1000克，冰糖4000克，白酒100千克。

【功能主治】大补元气，安神固脱，滋肝明目。用于劳伤虚损，少食倦怠，惊悸健忘，头痛眩晕，阳痿不举，腰膝酸软等症。

【制法】先将人参去芦头，用湿布润软后，切成薄片，枸杞除去杂质，同熟地装入纱布袋内，扎紧袋口；冰糖放入锅内，加清水适量，用文火烧至冰糖溶化，用纱布过滤，去渣留汁，同药袋放入酒坛内，加盖封口，浸泡15～30天后，过滤去渣，静置澄清后，即可饮用。

【服法】每服15毫升，每日2次，饭后饮用。

14. 鹿茸枸杞酒

【组成】人参20克，鹿茸3克，枸杞子100克，海马3条，米酒1升。

【功能主治】补肾阳，益精血，健脾安神。适用于阳痿不举、精神疲乏、腰膝酸软等。

【制法】将4味药捣碎成末，置于酒坛中，加米酒，密封，浸泡1个月，启封，滤去药渣，静置澄清，装瓶备用。

【服法】每晚临睡前温服20毫升。

15. 参薯七味酒

【组成】人参、山药各40克，山茱萸、五味子、山楂各30克，白术50克，生姜20克，白酒2500毫升。

【功能主治】补脾益肾。用于脾胃虚弱，食欲不振，肾虚遗精，泄泻肢冷，劳嗽气喘等症。

【制法】以上七味药，共研粗末，用细纱布袋盛，扎紧袋口备用；将白酒倒入砂锅内，放入药袋，文火煮沸，冷却后加盖密封，置阴凉处；经3日后开封，取出药袋，再用细纱布过滤一遍，贮入净瓶中，即可饮用。

【服法】每次服15～20毫升，每日2次，温热饮用。

16. 乌鸡参归酒

【组成】人参60克，嫩乌鸡1只，当归60克。

【功能主治】补益养身。用于虚劳体弱羸瘦，气短乏力，脾肺俱虚，精神倦怠等症。

【制法】将乌鸡煺毛，除肠杂等，再将人参、当归洗净切碎，放入鸡腔内，用水1000毫升，酒1000毫升，煎煮鸡、参，煮至半熟，取出鸡，贮药酒待用。

【服法】每服50~100毫升，每日2次，温热饮用。

17. 人参茯苓酒

【组成】人参、生地黄、茯苓、白术、当归、红曲面各30克，川芎15克，桂圆肉120克。

【功能主治】补气养血，健脾和胃。用于气血亏损，脾胃虚弱，形体消瘦，面色萎黄，食少神疲等证。

【制法】先将上药洗净，共研细末，用绢布包好，放入瓷瓶内，高粱酒4个，浸泡4~5天，去渣加冰糖250克，即可饮用。

【服法】每次15~20毫升，每日2次，温热饮用。

18. 人参灵芝酒

【组成】人参20克，灵芝50克，白酒1500克。

【功能主治】补虚养身食谱；肺调养食谱；失眠食谱。

【制法】先将上药洗净，用纱布袋包好，放入瓷瓶内，倒入白酒浸泡，加盖密封，浸泡15~30日后，即可饮用。

【服法】每次15~20毫升，每日2次，温热饮用。

19. 参归养荣酒

【组成】生晒参、白糖参各25克，桂圆肉100克，玉竹40克，红糖500克，白酒5000毫升。

【功能主治】补气养血，滋阴润燥。主治气血不足，心脾两亏，神疲乏力，面色萎黄，失眠多梦，心悸不宁，头晕耳鸣等症。

【制法】先将上药洗净，用白布袋包好，放入瓷瓶内，倒入白酒浸泡，加盖密封，浸泡15~30日后，即可饮用。

【服法】每服20毫升，每日2次，温热饮用。

20. 蚧参酒

【组成】人参 30 克，蛤蚧 1 对，甘蔗汁 100 毫升，白酒 1500 毫升。

【功能主治】补肾益肺，定喘纳气。

【制法】先将蛤蚧去头足捣成碎块，人参切薄片，浸入白酒中，再将甘蔗汁倒入混匀，密封静置于阴凉避光处，经常摇动，20 天后启用。

【服法】每日早晚各 1 次，每次 10～20 毫升。

【注意】饮酒期间不宜喝浓茶和吃萝卜，以免影响效力。

21. 蛤蚧参茸酒

【组成】人参、肉苁蓉各 30 克，巴戟天、桑螵蛸各 20 克，鹿茸 5 克，白酒 7 克，蛤蚧 100 克。

【功能主治】补肾益肺，定喘纳气，益精血。

【制法】先将上药洗净，用白布袋包好，放入瓷瓶内，倒入白酒浸泡，加盖密封，浸泡 15～30 日后，即可饮用。

【服法】每日早晚各 1 次，每次 10～20 毫升。

22. 生脉益气酒

【组成】人参 20 克，麦冬 50 克，五味子 30 克，白酒 1000 毫升。

【功能主治】益气养阴，生津复脉。

【制法】将麦冬去心，人参切薄片，五味子捣碎，入白酒中浸泡，浸泡 15～30 日后，即可饮用。

【服法】每日早晚各 1 次，每次 10 毫升。

【注意】饮此酒期间不喝浓茶，忌食萝卜。

23. 石榴浸酒

【组成】人参、苦参、北沙参、丹参、苍耳子、羌活各 60 克，石榴 2000 克，白酒 1000 克。

【功能主治】关节炎食谱。

【制法】将以上各药捣碎，入白酒中浸泡，浸泡 15～30 日后，即可饮用。

【服法】每日早晚各 1 次，每次 10 ～ 15 毫升。

24. 参茸酒

【组成】人参、黄芪、五味子、茯苓、山药、制附子、当归、制远志、鹿茸各 20 克，菟丝子 60 克，肉苁蓉、熟地、牛膝各 40 克，龙骨 2 克，红曲 10 克，白糖 800 克，白酒 4 升。

【功能主治】补肾壮阳，补气益精，健脾安神。适用于气血亏虚，腰酸腿痛，手足寒冷，妇女亏血，血寒，带下淋漓，四肢无力，行步艰难等症。

【制法】将诸药捣成粗末，放入酒坛，加入白酒，浸泡 7 ～ 10 日，滤去药渣，澄清装瓶备用。

【服法】日服 2 次，每次 10 ～ 15 毫升。

25. 鹿茸人参酒

【组成】人参 15 克，鹿茸 10 克，杜仲 30 克，石斛 20 克，白酒 1500 毫升。

【功能主治】补肾填精，益气。适用于体倦乏力，腰腿酸困，精神萎靡等症。

【制法】以上前 5 味置容器中，加入白酒，密封，每日振摇数次，浸泡 15 天后即成。

【服法】日服 2 次，每服 10 ～ 15 毫升。

26. 鹿龄集酒

【组成】人参、熟地各 30 克，海马、鹿茸各 20 克，肉苁蓉 40 克，白酒 1 升。

【功能主治】益气补血，补肾壮阳。适用于气虚和肾阳虚所致的腰膝酸软，性功能减退，耳鸣，或因肾阳虚所致的男性不育症。此方能明显地提高身体的体液免疫、细胞免疫功能，并且对骨髓造血功能有一定的促进作用。

【制法】将人参、鹿茸研成细末，余药捣成粗末，全部置于酒坛中，加白酒，浸泡 4 周，滤去药渣，澄清装瓶备用。

【服法】日服 2 次，每次 20 ～ 30 毫升，或作为佐餐饮用。

27. 鹿鞭壮阳酒

【组成】人参、淫羊藿、鹿鞭各 15 克，熟地 12 克，枸杞子 20 克，肉桂 6 克，附子（炙）9 克，白酒 500 克。

【功能主治】壮阳温肾，益气填精。适用于肾阳虚衰之畸形精子过多，畏寒肢冷，腰膝酸软，精神不振，面色苍白或下利清谷，小便清长，夜尿频多，下肢浮肿胀，阳痿、早泄或遗精，舌体胖大，舌质淡，苔薄白，脉微细或沉弱。

【制法】将以上中药去净灰土，捣碎，用纱布包，扎紧口，置于净坛中，倒入白酒，浸泡 20～30 日后，即可饮用。

【服法】每日饮 2 次，每次 15～30 毫升。

28. 参茸补血酒

【组成】人参、鹿茸各 4 克，党参、制黄芪、熟地各 60 克，熟三七 2 克，炒白术、茯苓、当归、炒白芍各 40 克，川芎、肉桂、制甘草各 20 克，白酒 4 升。

【功能主治】补气健脾，补血益精髓，助肾阳，强盘骨。适用于肾阳亏虚，气血不足，腰脊酸软，精神疲乏，头昏耳鸣，盗汗遗精，子宫虚寒，崩漏带下。

【制法】将诸药捣碎放入酒坛，加酒，浸泡 7～10 日薄西，滤去药渣，澄清装瓶备用。

【服法】日服 2 次，每次服 10 毫升。

29. 参茸药酒

【组成】人参、山茱萸、麦冬各 10 克，鹿茸 2 克，黄芪、制首乌各 30 克，肉苁蓉、补骨脂、杜仲炭、远志、菟丝子、天冬各 15 克，枸杞子、知母各 12 克，肉桂、盐制小茴香各 5 克，白酒 2 升。

【功能主治】补气血，滋肝肾，生精血。适用于腰酸腿软，健忘失眠，自汗盗汗，阳痿遗精，头晕耳鸣，两眼昏暗。

【制法】将诸药加工成粗末，置于净瓷坛中，加白酒浸泡 7～10 天，滤去药渣澄清装瓶备用。

【服法】口服，每日 2 次，每次 20～30 毫升，或作为佐餐饮用。

30. 参桂鹿茸酒

【组成】人参、鹿茸各 3 克，白芍药、当归、炙黄芪、甘草、玉竹、枸杞子、炒白术、熟地黄、党参各 15 克，陈皮、肉桂各 18 克，茯苓 12 克，川续断 9 克，橘络、代代花各 6 克，白酒适量。

【功能主治】滋阴补肾，益气和中。适用于甲状腺功能减退伴于虚损劳伤、畏寒肢冷、腰膝酸软、食减便溏等。

【制法】将上诸药置入白酒中，加入冰糖、猪油适量，密封浸泡 3 个月后饮用。

【服法】口服，每次饮 15 毫升，每日 2 次。

31. 参茸三七酒

【组成】人参、鹿茸各 15 克，三七（熟）150 克，白术（麸炒）、肉苁蓉、补骨脂（盐制）、麦冬、五味子（蒸）各 90 克，茯苓（蒸）、枸杞子、巴戟天（盐制）各 60 克，怀牛膝（酒制）30 克，白酒 10 升，蔗糖 45 克。

【功能主治】益气补血，养心安神。适用于气血不足，病后虚弱，阳痿遗精，失眠健忘等症。

【制法】酒浸诸药，蔗糖调服。

【服法】口服每次 10 毫升，日 2～3 次。

【注意】高血压及感冒热证者忌用，孕妇慎用。

32. 参茸木瓜酒

【组成】人参、木瓜、狗脊（烫）、五加皮、独活、苍术（炒）、制川乌、羌活、威灵仙、红花、地龙、桂枝、川牛膝各 40 克，麻黄、当归、槲寄生、续断、老鹳草各 50 克，桃仁（炒）、甘草、乌梢蛇、清风藤、秦艽、赤芍、海风藤、白芷、川芎各 30 克，细辛、鹿茸各 10 克，白糖 500 克，白酒 26 千克。

【功能主治】祛风散寒，舒盘活络。适用于腰腿疼痛，肢本麻木及风湿性关节炎等。

【制法】以上前 29 味酌情碎断，置容器中，加入白酒，密封，浸泡

30～40 天，每天搅拌 1 次，浸液与榨出液合并，滤过，加白糖搅拌溶解，密封，静置 15 天以上，滤过，即成。

【服法】口服 2～3 次，每服 10～15 克。

【注意】孕妇忌服。

33. 补肾壮阳酒

【组成】人参、海马、当归、黄芪、制首乌、枸杞子、巴戟天、肉苁蓉、蛤蚧、韭子、覆盆子、菟丝子各 9 克，鹿筋 50 克，白酒适量。

【功能主治】补肾壮阳。主治阳痿。

【制法】将上药泡白酒。

【服法】服不拘时。

34. 纯阳回春酒

【组成】人参 12 克，花鹿茸 15 克，狗肾 15 克，肉桂 6 克，枸杞子 15 克，白酒 500 克。

【功能主治】有温肾壮阳，填精补髓之功。适用于肾阳虚衰之畸形精子过多，畏寒肢冷，腰膝酸软，精神不振，面色苍白或下得清谷，小便清长，夜尿频多，下肢浮肿，阳痿，早泄或遗精，舌体胖大，舌质淡，苔薄白，脉微细或沉弱。

【制法】将以上中药去净灰土，捣碎置净坛中，后倒入白酒，浸泡 20～30 日后，即可过滤饮用。

【服法】每次 50 毫升，日饮 2 次。

35. 四季春补酒

【组成】人参、何首乌、炙甘草各 20 克，党参、麦冬各 60 克，黄芪、淫羊藿、大枣各 50 克，枸杞子 45 克，天麻 10 克，冬虫夏草 1 克，白酒、蔗糖适量。

【功能主治】扶正固本，协调阴阳。适用于气血亏虚、阴阳不足者的调养。

【制法】将上述诸药置白酒中，兑入蔗糖，密封浸泡 3～5 天后即可饮用。

【服法】口服，每次 30 毫升，每日 2 次。

36. 虫草四季补酒

【组成】人参、冬虫夏草、黄芪、炙甘草、枸杞子、大枣、何首乌、淫羊藿、党参、天麻、麦冬各 10 克，白酒 1000 毫升。

【功能主治】扶正固本，协调阴阳。适用于元气虚损、肺虚气喘、言语低微、肝肾亏虚、腰膝酸软、阳痿遗精、病后体虚、食少倦怠等。

【制法 将诸药同置白酒中，密封浸泡 1 周后饮服。

【服法】口服，每 2 ~ 3 次，每次 10 ~ 30 毫升。

37. 黄芪防风酒

【组成】人参、山茱萸、秦艽、地黄、当归、制乌头各 30 克，黄芪、防风、川椒、白术、牛膝、葛根、炙甘草各 60 克，独活 10 克，肉桂 3 克，制附子 30 克，白酒 1500 毫升。

【功能主治】祛风止痛，活血通络。适用于产后感冒、腰腿疼痛等。

【制法】将前 16 味共为粗末，入布袋，置容器中，加入白酒，密封浸泡 5 ~ 7 天后，过滤去渣即成。

【服法】口服，不拘时，每次温服 10 毫升。

38. 关节炎药酒

【组成】人参、全蝎各 20 克，高粱酒 500 毫升。

【功能主治】祛风活络，益气舒筋。主治关节痹痛，麻木瘫痪，半身不遂等。

【制法】将全蝎与人参一同放入容器内，加入高粱酒，密封浸泡 15 ~ 30 日后，过滤去渣，贮瓶备用。

【服法】口服，每一 1 次，每次饮酒 10 毫升。

39. 治失眠药酒一

【组成】山药 100 克，山茱萸 30 克，人参 10 克，五味子 10 克，白酒 1000 毫升。

【功能主治】益精髓，健脾胃。主治失眠多梦，体质虚弱，头晕目眩，心悸怔忡，遗精，早泄，盗汗等症。

【制法】将前4味药捣碎，一同放入容器内，再加入白酒，密封浸泡15日后，过滤去渣即可。

【服法】每日2次，每次口服15～20毫升。

40. 治失眠药酒二

【组成】人参16克，当归10克，龙眼肉8克，远志6克，酸枣仁4克，冰糖20克，白酒600毫升。

【功能主治】补气血，安心神。主治失眠健忘，食欲不振，倦怠乏力等。

【制法】将前6味药捣碎，装入布袋内，与白酒一同放入容器中，密封，浸泡14日后，开封，过滤去渣即得。

【服法】每日2次，每次口服10～15毫升。

41. 人参蜂蜜酒

【组成】人参15克，熟地60克，蜂蜜100克，白酒1000毫升。

【功能主治】气血双补，扶羸益智。主治气血不足，面色无华，头晕目眩，神疲气短，心悸失眠，记忆力减退等。

【制法】将上药切成薄片后，一同放入干净的容器内，加入白酒，密封浸泡14日后开封，过滤除药渣，再加入蜂蜜，搅拌均匀，静置，过滤，装瓶备用。

【服法】每日2次，每次口服15毫升。

42. 人参首乌酒

【组成】制首乌60克，人参30克，白酒500毫升。

【功能主治】补气养血，益肾填精。主治健忘心悸，失眠多梦，眩晕耳鸣等。

【制法】将上药切碎，研成粗末，装入纱布袋中，扎紧口，与白酒一同放入干净的容器中，浸泡14日，过滤去渣，装瓶备用。

【服法】每日3次，每次口服10毫升。

43. 祛病强身酒

【组成】荔枝肉 100 克，人参 13 克，白酒 500 毫升。

【功能主治】大补元气，安神益智。主治体质虚弱，精神萎靡等。

【制法】将前两味药研成粗末后，放在容器内，加入白酒，密封浸泡 7 日后即可取用。

【服法】每日 2 次，每次 2 次，每次口服 20 毫升。

44. 益智酒

【组成】熟地黄 25 克，淫羊藿 15 克，人参 10 克，冬虫夏草 5 克，白酒 1000 毫升。

【功能主治】补精髓，益气血。主治用脑过度，记忆力减退，体质虚弱，性功能减退，肾虚久痹，肾虚喘咳患者。

【制法】将上药共研成粗末，装入纱布袋内，扎紧口后，放入容器中，然后加入白酒浸泡，14 日后取出药袋，压榨取药液，将所得药液与药酒混合，静置，过滤后即可服用。

【服法】每日 1~2 次，每次口服 20 毫升。

45. 健脾益胃酒

【组成】人参 180 克，防风 300 克，山药 240 克，黄酒 1500 毫升，山茱萸 240 克，生姜、丹参各 180 克，五味子、白术各 240 克。

【功能主治】健脾益气，补肝益肾。主治眩晕、脾气虚弱、食少乏力、易患处感等。

【制法】将人参、防风、山药、山茱萸、生姜、白术、丹参、五味子切碎后，用绢袋盛好，再将它们用黄酒在瓷制容器内密闭浸泡 7 日，然后过滤使用。

【服法】每日 2 次，每次饮用 1~2 盅。

46. 人参党参酒

【组成】党参 40 克，人参 10 克，白酒 500 毫升。

【功能主治】健脾，益气。主治脾胃虚弱，食欲不振，血虚萎黄等。

【制法】将上药切成小段，与白酒一同放入容器内，密封，浸泡7日，开封，备用。

【服法】每日2次，每次空腹口服10~15毫升。续长期服用。

47. 治疗神经衰弱方

【组成】白人参30克，白酒500毫升。

【功能主治】大补元气，补脾益肺，生津固脱，安神益智。主治神经衰弱，久病气虚，食欲不振，自汗乏力，津伤口渴，阳痿等症。

【制法】将白人参切成片后，放入容器内，加入白酒，密封浸泡，每日振摇1次，7日后即可服用。

【服法】每日2次，每次口服10毫升。

48. 人参熟地酒

【组成】熟地黄30克，枸杞子30克，人参15克，白酒500毫升。

【功能主治】补气养血。主治四肢无力，气血不足，腰膝酸软，视力模糊，头晕目眩等症。

【制法】将上药共研成粗末，装入纱布袋内，扎紧口，放入容器中，用白酒浸泡，7日后取出药袋，压榨取药液，将所得药液与药酒混合，静置，过滤后可服用。

【服法】每日2次，每次口服20毫升。

49. 人参龙眼酒

【组成】龙眼肉30克，三七10克，人参10克，冬虫夏草5克，白酒1000毫升。

【功能主治】补气养血，宁心安神。主治久病体虚，气血两亏，腰膝酸软，失眠等症。

【制法】先将三七、人参、冬虫夏草共研成粗末后，与龙眼肉一同放入容器中，加入白酒，密封浸泡7日以上，过滤即可服用。

【服法】每日2次，每次口服10~20毫升。

50. 人参天麻酒

【组成】炙黄芪30克，牛膝、人参、天麻各15克，白酒1000毫升。

【功能主治】补气健脾，舒筋活络。主治气虚血少，肢体麻木，筋脉拘挛或病后体虚者。

【制法】将上药共研成粗末，装入纱布袋内，扎紧口，用白酒浸泡14日后，取出药袋，压榨取药液。将所得药液与药酒混合，静置，过滤，然后装入瓶中备用。

【服法】每日2~3次，每次口服10毫升。

51. 人参五味酒

【组成】五味子、枸杞子、山药、天冬、麦冬、人参、生地黄、熟地黄各60克，白酒1500毫升。

【功能主治】益气，滋阴。主治气血两虚所致的四肢无力，腰酸腿软，易于疲劳，心烦口干，头晕目眩，心悸多梦，须发早白等。

【制法】将前8味药切碎，装入布袋内，放在容器中，再加入白酒，密封，放入锅中，隔水加热约半小时后，取出，埋入土中数日以出火毒为度，取出，静置后，即可取用。

【服法】每日分早晚2次服用，每次口服10毫升。

52. 人参玉竹乌发酒

【组成】玉竹、枸杞子、黄精、制首乌、人参、当归各30克，黄酒1500毫升。

【功能主治】润肤乌发，健身益寿。主治身体羸弱，容颜憔悴，面色无华，皮肤毛发干燥等。

【制法】将前6味药捣碎或切成片，放入容器内，再加入黄酒，密封浸泡，经常摇动，7日后，过滤去渣即可。

【服法】每日2次，每次口服20毫升。

53. 人参杜仲壮腰酒

【组成】杜仲30克，人参15克，牛膝、石斛各20克，鹿茸10克，白酒1500毫升。

【功能主治】补肾填精，益气壮腰。主治腰腿酸痛，精神不振，头晕目眩等。

【制法】将上药捣碎，与白酒一同放入容器内，密封，每日摇晃数下，浸泡15日，开封，过滤去渣，备用。

【服法】每日2次，每次口服10～15毫升。

第五节　人参茶饮类

1. 人参茶1

【组成】人参3克。

【功能主治】补气食谱。

【制法】将人参用冷水稍冲洗干净，放入茶杯，冲入沸开水，加盖闷泡，即可饮服。

【服法】当茶饮，每日1剂。

2. 人参茶2

【组成】红参，甘草各9克，五味子6克，麦冬15克。

【功能主治】大补元气，强心救脱。

【制法】将红参打碎或切成薄片，麦冬切小段与五味子、甘草加水600毫升，浸泡30分钟，再煎煮30分钟取汁；残渣加水400毫升，煮沸30分钟再取汁。将两次汤汁合并备用。

【服法】每日一料。每料煎液分为6份，首次服用2份，以后隔1～2小时服1份。必要时每日可加服一料。

【注意】本品宜新鲜配制应用，不宜久贮。

3. 人参茶3

【组成】人参12克，陈皮3克，紫苏叶6克，黄芪5克。

【功能主治】补气食谱　健脾开胃食谱。

【制法】将人参、陈皮、紫苏叶、黄芪用冷水稍冲洗干净，放入茶杯，冲入沸开水，加盖闷泡，即可饮服。

【服法】当茶饮，每日1剂。

4. 人参茉莉花茶

【组成】人参5克，茉莉花5克。

【功能主治】补虚养身食谱；补气食谱。

【制法】将人参、茉莉花用冷水稍冲洗干净，放入茶杯，冲入沸开水，加盖闷泡，即可饮服。

【服法】当茶饮，每日1剂。

5. 人参银耳饮

【组成】人参5克，银耳50克，冰糖适量。

【功能主治】补气润肺，保健美容。

【制法】将银耳泡发洗净，与人参片一同放入砂锅，加水适量，用文火炖熟，待银耳烂熟后加冰糖，即可饮用。

【服法】早、晚空腹温热服用。

【注意】凡外感病邪所致一切实症、热症均忌用。

6. 人参核桃饮

【组成】人参3克，核桃3~5枚，冰糖少许。

【功能主治】益气补肾，抗衰延寿。

【制法】将人参切片，核桃去壳除皮去肉，与冰糖一同放入杯中，加水适量，旺火入笼蒸1小时，取出即成。

【服法】每晚睡前空腹饮用。

7. 生脉饮

【组成】人参3克，麦冬10克，五味子5克。

【功能主治】养阴生津，益气复脉。

【制法】将人参、麦冬、五味子用冷水稍冲洗干净，放入茶杯，冲入沸开水，加盖闷泡，候温即可饮服。

【服法】每日一料，多次冲泡代茶频频饮服。

【注意】邪热尚盛，表邪未解者忌服。

8. 人参莲子心茶

【组成】人参、莲子心各 5 克。

【功能主治】清热除烦。适用于妊娠呕吐，妊娠子痫等。

【制法】将人参、莲子心用冷水稍冲洗干净，放入茶杯，冲入沸开水，加盖闷泡，候温即可饮服。

【服法】每日一料，多次冲泡代茶频频饮服。连续 3～5 天。

9. 人参陈皮茶

【组成】人参 5 克，鲜杨梅、陈皮各 10 克，白砂糖适量。

【功能主治】和胃止呕，养阴生津。适用于妊娠呕吐，面色苍白，肢软乏力等。

【制法】将人参、陈皮用冷水稍冲洗干净，与杨梅、白糖一起放入茶杯，冲入沸开水，加盖闷泡，候温即可饮服。

【服法】每日一料，多次冲泡代茶频频饮服。

10. 人参灵芝茶

【组成】人参 5 克，灵芝 10 克。

【功能主治】聪脑益智。适用于老年性痴呆、脑萎缩等。

【制法】将人参、灵芝用冷水稍冲洗干净，放入锅中，加清水适量，浸泡 10～30 分钟，水煎取汁饮服。

【服法】每日 1 剂。

11. 人参菊花茶

【组成】人参 3 克，菊花 5 克。

【功能主治】养阴清热。适用于高血压、高血脂等。

【制法】将人参、菊花用冷水稍冲洗干净，放入茶杯，冲入沸开水，加盖闷泡，候温即可饮服。

【服法】每日 1 剂，多次冲泡代茶频频饮服。

12. 人参麦冬茶

【组成】人参 3 克，麦冬 10 克。

【功能主治】润肺养阴，养胃生津，清心除烦。适用于肺燥咳嗽，口干口渴，心烦不眠，大便秘结等。

【制法】将人参、麦冬用冷水稍冲洗干净，放入茶杯，冲入沸开水，加盖闷泡，候温即可饮服。

【服法】每日1剂，多次冲泡代茶频频饮服。

13. 人参沙枣茶

【组成】人参3克，沙枣5克。

【功能主治】益气养阴，养胃生津。适用于脾胃阴虚，口干口渴，纳差食少，心烦不眠，肺燥干咳，大便秘结等。

【制法】将人参、沙枣用冷水稍冲洗干净，放入茶杯，冲入沸开水，加盖闷泡，候温即可饮服。

【服法】每日1剂，多次冲泡代茶频频饮服。

14. 人参青果茶

【组成】人参5克，青果、白砂糖适量。

【功能主治】益气养阴，解酒止渴。适用于酒醉消渴，酒醉呕吐后胃脘不适，面色苍白，肢软乏力等。

【制法】将人参水煎取汁备用。青果去皮洗净，榨汁，与人参汁混合均匀，调入白砂糖搅拌均匀，煮沸后频频饮服。

【服法】每日1剂。

15. 人参鲜藕饮

【组成】人参5克，鲜藕、白砂糖适量。

【功能主治】益气养阴，解酒止渴。适用于酒醉消渴、上消化道出血等。

【制法】将人参水煎取汁备用。鲜藕去皮洗净，榨汁，与人参汁混合均匀，调入白砂糖搅拌均匀，煮沸后频频饮服。

【服法】每日1剂。

16. 人参地瓜饮

【组成】人参5克，鲜地瓜、白砂糖适量。

【功能主治】益气养阴，解酒止渴。适用于热病烦渴，酒醉心烦等。

【制法】将人参水煎取汁备用。鲜地瓜去皮洗净，榨汁，与人参汁混合均匀，调入白砂糖搅拌均匀，煮沸后频频饮服。

【服法】每日1剂。

17. 人参槐米茶

【组成】人参5克，槐米10克。

【功能主治】益气养阴，清热利湿。适用于高血压。

【制法】将人参、槐米用冷水稍冲洗干净，放入茶杯，冲入沸开水，加盖闷泡，候温即可饮服。

【服法】每日1剂，多次冲泡代茶频频饮服。

18. 人参绞股蓝茶

【组成】人参、绞股蓝各5克。

【功能主治】益气养阴，清热利湿。适用于高血压，高血脂，脂肪肝等。

【制法】将人参、绞股蓝用冷水稍冲洗干净，放入茶杯，冲入沸开水，加盖闷泡，候温即可饮服。

【服法】每日1剂，多次冲泡代茶频频饮服。

19. 人参决明子茶

【组成】人参、决明子各5克。

【功能主治】清肝明目，润肠通便。适用于高血压，头目眩晕，眼目红肿，大便秘结等。

【制法】将人参、决明子用冷水稍冲洗干净，放入茶杯，冲入沸开水，加盖闷泡，候温即可饮服。

【服法】每日1剂，多次冲泡代茶频频饮服。

20. 人参竹叶茶

【组成】人参、淡竹叶各5克，冰糖适量。

【功能主治】益气养阴，清热利湿。适用于暑热烦渴，癌症病人手术后、化疗后、放疗后少气乏力，口干咽干等。

【制法】将人参、淡竹叶放入锅中，加入冰糖和清水，浸泡 10 分钟，水煎取汁，代茶饮服。

【服法】每日 1 剂，代茶频频饮服。

21. 人参荷叶茶

【组成】人参、荷叶各 5 克。

【功能主治】清热解暑，降血脂。适用于暑热症、高血脂等。

【制法】将人参、荷叶用冷水稍冲洗干净，放入茶杯，冲入沸开水，加盖闷泡，候温即可饮服。

【服法】每日 1 剂，多次冲泡代茶频频饮服。

22. 人参西瓜饮

【组成】人参 3 克，西瓜适量。

【功能主治】益气养阴，生津止渴。适用于夏季胃阴不足，口干咽燥，纳差食少等。

【制法】将人参煎汁备用。西瓜去皮、籽，榨汁，与人参汁混匀，煮沸，频饮。

【服法】每日 1 剂，代茶频频饮服。

23. 人参韭菜壮阳茶

【组成】人参 3 克，韭菜籽、巴戟天各 10 克，黑枣 5 枚，冰糖 15 克。

【功能主治】益气温阳，清热利湿。适用于性功能减退，阳萎，早泄，易疲劳等。

【制法】将诸药用冷水稍冲洗干净，放入茶杯，冲入沸开水，加盖闷泡，候温即可饮服。

【服法】每日 1 剂，15 天为 1 个疗程。

24. 人参茱萸茶

【组成】人参、吴茱萸各 5 克。

【功能主治】养肝益肾。适用于肝肾不足所致的头目眩晕，腰膝酸软，耳鸣耳聋，视物昏花等。

【制法】将人参、吴茱萸用冷水稍冲洗干净，放入茶杯，冲入沸开水，加盖闷泡，候温即可饮服。

【服法】每日 1 剂，多次冲泡代茶频频饮服。

25. 人参石斛茶

【组成】人参 5 克，石斛 15 克，冰糖适量。

【功能主治】益气养阴。适用于肺结核气阴两虚，手足心热，纳差食少，口干不欲饮等。

【制法】将人参、石斛用冷水稍冲洗干净，与冰糖一起放入茶杯，冲入沸开水，加盖闷泡，候温即可饮服。

【服法】每日 1 剂，多次冲泡代茶频频饮服。

26. 人参二冬茶

【组成】人参 3 克，天冬、麦冬各 10 克。

【功能主治】润肺养阴，养胃生津，清心除烦。适用于肺结核咳嗽痰少，口干口渴，心烦不眠、大便秘结等。

【制法】将人参、天冬、麦冬用冷水稍冲洗干净，放入茶杯，冲入沸开水，加盖闷泡，候温即可饮服。

【服法】每日 1 剂，多次冲泡代茶频频饮服。

27. 胃肠保健茶

【组成】大枣 15 枚，干姜 10 克，人参 10 克，制半夏 10 克，黄连 3 克，白糖 30 克。

【功能主治】温上清下，健脾止泻。主治寒热夹型慢性胃炎、慢性肠炎等症。

【制法】将上药装入布袋内，加适量水放在武火上烧沸，再改用文火煎煮 30 分钟，过滤去渣，在药液内加入白糖搅拌均匀即可。代茶饮用。

第三章 人参的药用

第一节 人参在内科的应用

一、感冒

感冒：是由病毒引起的一种呼吸道感染，一般分为"普通感冒"和"流行性感冒"两类。普通感冒，中医称"伤风"，普通感冒虽多发于初冬，但任何季节，如春天、夏天也可发生，不同季节的感冒的致病病毒并非完全一样。流行性感冒，是由流感病毒引起的急性呼吸道传染病。

临床表现：早期症状有咽部干痒或灼热感、喷嚏、鼻塞、流涕，开始为清水样鼻涕，2~3天后变稠；可伴有咽痛；一般无发热及全身症状，或仅有低热、头痛。一般经5~7天痊愈。

1. 柴胡饮

【来源】明·《景岳全书·新方八阵》卷五十一方。

【组成】人参6~21克，柴胡3~9克，炙甘草3克，生姜3~7片，当归6~9克。

【功能主治】治元气不足或忍饥劳倦而外感风寒；或六脉紧数微细，正不胜邪等证。入胸膈滞闷者，加陈皮3克。

【用法用量】水煎服，每日1剂，早晚各服1次。

2. 和解汤

【来源】宋·《鸡峰普济方》卷五方。

【组成】人参、甘草、干姜、白术、茯苓各30克，白芍药、桂枝各0.6克。

【功能主治】治气血虚弱，外感寒邪，身体痛倦，壮热恶寒，鼻塞头昏，痰多咳嗽，大便不调等症。

【用法用量】研为粗末，每服 6 克，加生姜 3 片，大枣 1 枚，水煎，去渣服。

3. 人参汤

【来源】明·《证治准绳·类方》第八册方。

【组成】人参、茯苓、黄芩、陈皮、羌活、麻黄（去根节）、川椒（去目并合口者，炒出汗）各 4.5 克。

【功能主治】治肺气上攻，鼻塞不通。

【用法用量】水煎服，每日 1 剂，分 3 次，饭后服。

4. 人参三白汤

【来源】明·《医学入门》卷三方。

【组成】人参、白术、白芍药、白茯苓各 4.5，柴胡 9 克，川芎 3 克，天麻 1.5 克。

【功能主治】治太阳病误下误汗，表里俱虚，以致郁冒不得汗解者。

【用法用量】水煎服，每日 1 剂，早晚各服 1 次。

5. 人参顺气散

【来源】宋·《活人书》卷十七。

【组成】人参、干葛、白术、甘草（炙）、桔梗（去芦）、香白芷各 30 克，干姜 15 克（炮），麻黄（去节）45 克。

【功能主治】治伤寒头痛，憎寒壮热，四肢疼痛；风邪上攻，头目昏痛，耳鸣目眩，鼻塞。

【用法用量】上为细末。每服 9 克，水 200 毫升，加生姜 3 片，葱白二寸，煎至八分，口服。如要出汗，连进二服。

6. 柴胡桂枝汤

【来源】东汉·《伤寒论》方。

【组成】人参、桂枝、黄芩、芍药、生姜各 45 克，炙甘草 30 克，半夏

75 克，大枣六枚，柴胡 120 克。

【功能主治】治伤寒六、七日，发热微恶寒。肢节烦痛，微呕，心下支结，外证未去者。

【用法用量】水煎，分 3 次服。

7. 人参败毒散

【又称】败毒散；羌活汤；十味汤；人参前胡散。

【来源】宋·《太平惠民和剂局方》卷二方。

【组成】人参、柴胡、甘草、桔梗、川芎、茯苓（去皮）、枳壳（麸炒）、前胡、羌活、独活各 900 克。

【功能主治】益气解表，散风祛湿。治伤寒时气，外感风寒湿邪，头项强痛，壮热恶寒，身体烦痛，寒壅咳嗽，鼻塞声重，风痰头痛。

【用法用量】研为细末，每服 6 克，加生姜、薄荷少许，水煎，寒多热服，热多寒服，不拘时候。

8. 扶正散邪汤

【来源】清·《傅青主女科》卷上。

【组成】人参、半夏、甘草各 3 克，白术、茯苓、柴胡各 9 克。

【功能主治】治正气虚而邪气入，头疼发热，右寸脉大于左寸者。

【用法用量】水煎服。

9. 五七散

【来源】元·《世医得效方》卷二方。

【组成】人参、附子、细辛各 9 克，甘草、干姜、山茱萸、防风、山药各 15 克。

【功能主治】治阳虚眩晕头痛，恶寒，耳鸣或耳聋。

【用法用量】研为粗末，每服 12 克，加生姜 3 片，大枣 2 枚，水煎，食前服。

10. 小柴胡加葛根汤

【来源】元·《云岐子保命集》卷下。

【组成】人参 6 克，柴胡 30 克，甘草 18 克，大枣三个，黄芩 9 克，生姜、葛根 0.9 克。

【功能主治】治妇人伤寒，太阳经转阳明，表证仍在而自利。

【用法用量】上锉细。每服 30 克，水 300 毫升，煎服。

11. 桂枝人参汤

【来源】东汉·《伤寒论》方。

【组成】人参、白术、干姜各 60 克，桂枝（后下）、炙甘草各 120 克。

【功能主治】治太阳病，外证未除，而数下之，遂协热而利，利下不止，心下痞硬，表里不解者。

【用法用量】水煎，分 3 次，日二夜一服。

12. 茯苓四逆汤

【来源】东汉·《伤寒论》方。

【组成】人参 30 克，茯苓 120 克，生附子 1 枚，炙甘草 60 克，生姜 45 克。

【功能主治】治伤寒发汗，若下之，病仍不解，烦躁者。

【用法用量】水煎，去滓，温服，日二服。

13. 术附汤

【来源】宋·《十便良方》卷十一。

【组成】人参、甘草各 30 克，苍术 6 克，芍药、茯苓各 60 克，附子 45 克。

【功能主治】治寒湿之邪客搏经络，阳气不得发泄，蕴于肌肉之间，但寒，头重则眩晕，肌肉酸痛，牵急不得转侧，恶寒，小便不利，大便反快，短气眩晕，足寒，或时咽痛发热，其脉迟而小弦。

【用法用量】上为粗末。每服 15 克，水 200 毫升，煎至 100 毫升，去滓温服。

二、咳嗽

咳嗽：因外感六淫，脏腑内伤，影响于肺所致有声有痰之证。

临床表现：主要表现为咳嗽、咳痰。有风寒引起的咳嗽会伴有鼻塞、流清涕、头痛、发热等症状。

1. 十味参苏饮

【来源】明·《正体类要》卷下方。

【组成】人参、紫苏、半夏、陈皮、桔梗、茯苓、前胡、葛根、枳壳各3克，炙甘草1.5克。

【功能主治】治气逆，发热气促，或咳血，或痰嗽不止。

【用法用量】加生姜，水煎服。每日1剂，早晚各服1次。

2. 人参定喘汤

【来源】宋·《太平惠民和剂局方》卷四方。

【组成】人参、麻黄（去节）、炙甘草、炒阿胶、半夏曲各30克，桑白皮、五味子各45克，罂粟壳（蜜炙）60克。

【功能主治】治新久咳嗽，上喘气急，喉中涎声，胸满气逆，坐卧不安，饮食不下，肺感寒邪，咳嗽声重，语声不出，鼻塞头昏。又治小儿久病，肺气喘急，喉中涎声，胸膈不利，呕吐痰沫。

【用法用量】研为粗末，每服9克，加生姜3片，水煎，饭后服。每日3次。

3. 麻黄散

【来源】明·《证治准绳·女科》卷四方。

【组成】人参、半夏（汤洗，炒）、白术、炒枳壳、贝母、甘草各15克，麻黄（去节）、陈皮、前胡各30克。

【功能主治】治妊娠外伤风冷，痰逆咳嗽不食。

【用法用量】研为粗末，每服12克，加葱白五寸，生姜3片，大枣1枚，水煎服。

4. 六君子汤

【来源】明·《校注妇人良方》（《妇人良方》《妇人良方大全》《妇人良方集要》）。

【组成】人参、茯苓、白术各6克，炙甘草、陈皮、半夏各3克。

【功能主治】治脾虚兼痰，气短咳嗽，痰白清晰，或呕吐，食欲不振。近代用于气管炎而有上述各症者。

【用法用量】加生姜、大枣，水煎服。日1剂，早晚各服1次。

5. 平肺汤

【来源】宋·《鸡峰普济方》卷十一。

【组成】人参、五味子、黄芪、桂心、杏仁、白茯苓各30克，麻黄6克。

【功能主治】平肺气，治寒嗽。

【用法用量】上锉，每服6克，水200毫升，煎至100毫升，食后、临卧细细热呷。才温再暖，热呷之尤佳。

6. 人参宁肺汤

【来源】明·《奇效良方》。

【组成】人参、陈皮各6克，粟壳、乌梅、桑皮、甘草各3克。

【功能主治】治日久咳嗽不止。

【用法用量】上作一服，用水300毫升，煎至100毫升，入蜜一匙，临睡服。

7. 安神散

【来源】金·《宣明论方》卷九。

【组成】人参、陈皮（去白）、甘草（炙）、御米壳（蜜炒）各30克。

【功能主治】治远年近日咳喘不已。

【用法用量】上为末。每服3克，临卧煎乌梅汤调下。

8. 青龙散

【来源】元·《御药院方》卷五。

【组成】人参（去芦头）、陈皮（去白）、五味子、紫苏各30克。

【功能主治】治咳嗽上气不得卧。

【用法用量】上为粗末。每服9克，水200毫升，加生姜3片，煎至七分，去渣温服，不拘时候。

9. 人参款花膏

【来源】宋·《太平惠民和剂局方》卷四。

【组成】人参（去芦）、款冬花（去梗）、五味子（去梗，炒）、紫苑（去芦，洗）、桑白皮（去赤皮）各30克。

【功能主治】肺胃虚寒，久咳不已，咽膈满闷，咳嗽痰涎，呕逆恶心，腹肋胀满，腰背倦痛；或虚劳冷嗽，及远年近日一切嗽病。

【用法用量】上为细末，炼蜜为丸，如鸡头子大。每服一丸，食后细嚼，淡姜汤送下；或每一大丸分作四小丸，含化亦得。

10. 人参款冬花膏

【来源】明·《普济方》卷一五七。

【组成】人参、麻黄（去节）、桔梗、粉草、杏仁、葶苈（炒）、知母、款冬花、乌梅各30克。

【功能主治】治多年咳嗽变为瘕。

【用法用量】上为细末，炼蜜为丸，如弹子大。含化，每服一丸。

11. 人参散

【来源】明·《袖珍方》卷一。

【组成】人参、知母、贝母、半夏、杏仁（生）、马兜铃（去皮，用肉）、麻黄各15克，天仙藤60克。

【功能主治】治诸咳嗽喘急，语言不出者。

【用法用量】每服24克，水250毫升，加乌梅一个，蜜一匙，煎至八分，去滓，食后、临卧温服。年久者一日四五服，日近者三四服。忌酒、醋、鸡、咸、酸、生冷。

12. 人参饮子

【来源】元·《世医得效方》卷五方。

【组成】人参、桔梗、五味子、赤茯苓、炒白术各30克，枳壳（麸炒）、炙甘草各15克。

【功能主治】治时行咳嗽，寒热上壅，咳嗽痰涎。

【用法用量】研为粗末，每服 120 克，加生姜 5 片，水煎，食前服。日 1 剂，早晚各服 1 次。若咳多，加桑白皮 30 克；痰多加半夏曲 30 克；寒壅者，加杏仁（不去皮尖）、紫苏各 15 克。

13. 九仙散

【来源】元·《卫生宝鉴》卷十二引王子昭方。

【组成】人参、款冬花、桑白皮、桔梗、五味子、阿胶、乌梅各 30 克，贝母 15 克，罂粟壳（去顶，蜜炙黄）240 克。

【功能主治】治咳嗽。

【用法用量】研为粗磨，每服 9 克，白汤点服，嗽停止后服。

14. 五味子丸

【来源】宋·《普济本事方》卷二方。

【组成】人参、桂心、炒杏仁（去皮尖）、青皮（去白）、细辛、煨槟榔各 30 克，五味子 60 克，炮姜、附子（炮，去皮脐）各 15 克。

【功能主治】治肺气虚寒，痰饮咳喘。

【用法用量】研为粗末，炼蜜为丸，梧桐子大。每服 30～40 丸，空腹温酒或米汤送下。

15. 平肺散

【来源】元·《御药院方》卷五。

【组成】人参、诃子皮各 30 克，御米壳（锉碎，蜜水和炒黄）120 克，乌梅肉 45 克，贝母（去心）、百合各 15 克。

【功能主治】治久咳嗽。

【用法用量】上为末，每服 9 克，水 200 毫升，煎至七分，食后、临卧热服。

16. 加减三奇汤

【来源】金·《医学发明》卷四方。

【组成】人参、桔梗、陈皮、甘草、青皮、紫苏叶、桑白皮各 15 克，半夏 21 克，杏仁 9 克，五味子 12 克。

【功能主治】治咳嗽上气，痰涎喘促，胸膈不利。

【用法用量】研粗末，每服 12 克，加生姜 3 片，水煎，食后服。

17. 加减泻白散

【来源】金·《医学发明》卷四方。

【组成】人参、甘草、陈皮、青皮、五味子各 15 克，茯苓 9 克，桑白皮 30 克，地骨皮 21 克。

【功能主治】治阴气在下，阳气在上，咳嗽呕吐喘促。

【用法用量】研粗末，每服 12 克，入糯米 10 粒，水煎，食后服。

18. 延息汤

【来源】清·《辨证录》卷八。

【组成】人参、百合各 15 克，甘草 3 克，熟地 30 克，山茱萸 12 克，牛膝 6 克，北五味 1.5 克，茯苓 9 克。

【功能主治】终朝咳嗽，吐痰气喘，少若行动则气不足以息。

【用法用量】水煎服。

19. 杏仁紫菀丸

【来源】唐·《外台秘要》卷十。

【组成】人参、桑白皮各 240 克，葶苈子 6 克（熬），杏仁 3.6 克（炮），紫菀、贝母、茯苓、五味子各 1.8 克。

【功能主治】治肺热咳嗽，上气喘急，不得坐卧，身肿不食，腥气盛者。

【用法用量】上为末，面糊为丸，如梧桐子大。每服十丸，渐渐加至二三十丸，煮枣汁送下，1 日 2 次，甚者夜 1 次。

20. 补肺丸

【来源】宋·《圣济总录》卷四十八。

【组成】人参、钟乳粉、白石英各 15 克，阿胶（炙令燥）、五味子各 30 克，甘草（炙，锉）三两，细辛（去苗叶）6 克。

【功能主治】治肺虚咳喘气少。

【用法用量】上为末，面糊为丸，如梧桐子大。每服 15～20 丸，甘草汤送下。

21. 补肺散

【来源】明·《普济方》卷二三一。

【组成】人参（去芦）、紫菀、黄芪、五味子各 30 克，桑白皮、熟地黄各 60 克。

【功能主治】治肺虚劳咳，盗汗自汗者。

【用法用量】上为细末，每服 9 克，加四君子汤、秦艽、黄蜡，再加蜂蜜少许，水煎，食后服。

22. 钟乳丸

【来源】唐·《外台秘要》。

【组成】人参、钟乳、桂心、干姜各 2.4 克，附子（炮）、款冬花、细辛各 180 克，紫菀 3 克，杏仁 1.2 克。

【功能主治】治咳逆上气，燥咳冷咳，昼轻夜甚，喉中水鸣声。

【用法用量】上为末，炼蜜为丸，如小豆大，每服 2 丸，酒送下，1 日 3 次。

23. 温金散

【来源】宋·《妇人良方》卷五。

【组成】人参（去芦）、茯苓各 15 克，甘草、黄芩、桑白皮、防风各 30 克，杏仁（制）27 粒，麦门冬 3 克。

【功能主治】治劳咳。

【用法用量】上药前五味，用米泔水浸一宿，晒干；次入人参、茯苓、麦门冬三味同为细末，每服 6 克，水 150 毫升，煎至八分，食后服。

24. 澄清饮

【来源】元·《世医得效方》卷十一。

【组成】人参 9 克，白矾 75 克，南星、半夏、蚌粉、知母、贝母、甘草各 15 克。

【功能主治】治痰壅咳嗽不止，亦治小儿因饮乳逆气，处于肺经作嗽久不止。

【用法用量】上为散。每服 6 克，生姜 2 片，乌梅 1 个，水煎，澄清，徐徐吸服。

25. 人参饮

【来源】明·《仁斋直指方论》卷八。

【组成】人参、北梗、半夏曲、五味子、细辛、枳壳、赤茯苓、杏仁各 0.3 克，甘草 0.15 克。

【功能主治】治咳嗽痰壅。

【用法用量】上挫细。每服 3 克，加生姜 5 片，乌梅半个，食后煎服。

26. 麻黄黄芪汤

【组成】人参、五味子、葶苈子各 3 克，生黄芪 9 克，炙麻黄 1.5 克，桃仁、杏仁各 5 克，丹参、红花、麦冬各 6 克。

【功能主治】健脾益气，化痰止咳。适用于小儿肺炎咳嗽痰稀，时或喘息等。

【用法用量】将诸药择净，放入药罐中，加清水适量浸泡 5～10 分钟后，煎取汁饮服。每日 1 剂，连用 7～10 天。

27. 小半夏汤

【来源】唐·《备急千金要方》卷十八。

【组成】人参 12 克，半夏 18 克，生姜 15 克。

【功能主治】养阴润燥，解肌热，止咳嗽。治心腹虚冷，游痰气上，胸胁满，不下食，呕逆，胸中冷者。

【用法用量】以水 500 毫升，煮取 300 毫升，分 3 服。

28. 咳嗽方 1

【组成】人参、炒胡麻仁、枇杷叶各 5 克，桑叶 12 克，石膏 20 克，甘草、阿胶各 3 克，麦冬 9 克，杏仁 6 克。

【功能主治】具有清热润燥，生津止咳的功能。适用于肺燥引起的咳嗽。症见干咳无痰，咳引胸痛，声音嘶哑，鼻燥咽干，舌质红，苔薄而干，脉细略数。

【用法用量】水煎，分3次服，每日1剂。

29. 咳嗽方2

【组成】人参、炙甘草各6克，白术、茯苓各12克，法半夏、陈皮9克，生姜3片，大枣3枚。

【功能主治】具有健脾益气，燥湿化痰的功能。适用于脾虚引起的咳嗽。症见咳嗽，痰多色白易咳出，面白微肿，少气体倦，怕冷，胃脘部闷胀，食欲不振，口淡，舌苔薄白，脉细。

【用法用量】水煎，分3次服，每日1剂。

30. 咳嗽方3

【组成】人参、防风各6克，黄芪30克，白术、熟地15克，五味子12克，紫菀、桑白皮各9克，生姜3片。

【功能主治】具有补肺益气的功能。适用于肺气虚引起的咳嗽。症见咳嗽，气短，痰稀清薄，面色白亮而无神，动辄汗出，易感外邪，舌质淡嫩，苔薄白，脉虚无力。

【用法用量】水煎，分3次服，每日1剂。

31. 咳嗽方4

【组成】人参、麦冬各2克，桂枝、当归身各3g，麻黄、炙甘草、白芍、黄芪各6克，五味子4枚。

【功能主治】具有益气养阴，祛风散寒的功能。适用于外感风寒引起的咳血。症见突然咳痰带血，恶寒发热，咽痒，头晕头痛，胸痛，或口鼻干燥，舌苔薄白，脉浮紧。

【用法用量】上药除麻黄外，共研为粗末，分作2份，用时取1份，用水450毫升，先煎麻黄令沸，去上沫，煎至300毫升，入余药粗末同煎至150毫升，临睡时去渣热服。

三、哮喘

哮喘：哮喘是一种呼吸道慢性炎症性疾病。此种炎症可引起反复发作的喘息、气促、胸闷和（或）咳嗽等症状，多在夜间或凌晨发生。

临床表现：有咳嗽、喘息、呼吸困难、胸闷、咳痰、面色苍白、眼球突出、坐卧不宁、睡眠不安等症状。严重者可被迫采取坐位或呈端坐呼吸，干咳或咯大量白色泡沫痰，甚至出现紫绀等。

1. 五味汤

【来源】清·《崇崖尊生》卷七。

【组成】人参、白术、陈皮各3克，五味子9个，麦冬、杏仁各2.4克。

【功能主治】治哮喘，胃虚抬肩撷肚，喘不休。

【用法用量】加生姜、大枣，水煎服。

2. 补中汤

【来源】清·《罗氏会约医镜》卷十四。

【组成】人参（少者，用沙参）12克，当归、蜜芪、白术各4.5克，炙草、陈皮各2.4克，五味子十五粒。

【功能主治】治脾肺虚，而肾气不归元，以致气喘者。

【用法用量】姜、枣为引，水煎服。

3. 神授汤

【来源】明·《证治准绳·女科》卷三方。

【组成】人参、橘红、桔梗、紫苏各3克，炒五味子0.9克。

【功能主治】治上气喘急，不得卧。

【用法用量】加生姜，水煎服。

4. 救绝汤

【来源】清·《傅青主男科》卷上。

【组成】人参、熟地各30克，山萸9克，牛膝、五味子、白芥子各3克，麦冬15克。

【功能主治】治虚喘，气少息，喉无声，肩不抬。

【用法用量】水煎服。

5. 定喘汤

【来源】明·《丹台玉案》卷四。

【组成】人参、麦门冬（去心）各6克，辽五味子21个，麻黄1.5克，白术（土炒）、杏仁（去皮尖）、陈皮、葶苈子各3.6克。

【功能主治】治胃虚作喘，脉气无力，喘而不休。

【用法用量】加黑枣2个，水煎，食远服。

6. 哮喘方1

【组成】麦冬、粳米各15克，法半夏12克，人参、甘草各6克，大枣4枚。

【功能主治】具有养阴清热，降气化痰的功能。适用于阴虚痰阻引起的哮喘。证亦属热哮范畴，呼吸急促，喉中哮鸣，痰黏而少，形瘦咽干，虚烦盗汗，舌红少津，苔薄黄，脉细数。

【用法用量】水煎，分3次服，每日1剂。

7. 哮喘方2

【组成】蛤蚧1对，人参15克，糯米适量。

【功能主治】大滋补肺气，温肾纳气，止咳平喘。主治肺虚或肺肾两虚所致的久咳虚喘，心悸水肿，腰膝酸软，神疲乏力。

【用法用量】先用酒、蜜涂抹蛤蚧全身，再放入铁板上煎熟，然后取人参焙干，再将两味药一同研成细末，过40目筛，分成6份，备用；用时每次取1份与糯米30克一同放入砂锅内，加水煮成稀粥。每日1剂，趁热于空腹时缓缓食用，1月为1个疗程。

四、肺痈

肺痈：是肺叶生疮，形成脓疡的一种病症，属内痈之一。

临床表现：以咳嗽、胸痛、发热、咯吐腥臭浊痰，甚则脓血相间为主要特征。

排脓散

【又称】四味排脓散。

【来源】元·《世医得效方》卷十九。

【组成】人参、川白芷、北五味子（炒）各30克，嫩黄芪60克。

【功能主治】排脓补肺。治肺痈，吐脓垢。

【用法用量】上为末，炼蜜为丸，如小指头大，食后临卧偃仰入口嚼化，旋旋咽下。

五、肺痨

肺痨：是由结核杆菌引起的慢性传染病。

临床表现：以咳嗽、咯痰、咯血、胸痛、潮热、乏力、盗汗、食欲减退及身体逐渐消瘦等为其特征。

1. 琼玉膏

【来源】清·《张氏医通》卷十三方。

【组成】人参、茯苓各300克，鲜生地黄1200克，沉香、琥珀各15克。

【功能主治】治虚劳干咳，喉中血腥，胸中隐痛。

【用法用量】前四味分别研细，首先将生地黄熬膏，点纸不渗，入人参、茯苓末，并入冰糖600克溶化，离火，再入琥珀、沉香末，和匀成浆。每服数匙，清晨、午间温酒或开水和服。

2. 温肺汤

【来源】明·《证治准绳·类方》第一册方。

【组成】人参、钟乳粉、制半夏、肉桂、橘红、炮姜各30克，木香、炙甘草各15克。

【功能主治】治肺劳虚寒，心腹冷痛，胸肋逆满，气窜背痛，饮食即吐。

【用法用量】研为粗末，每服12克，加生姜5片，水煎服。

3. 肺结核方

【组成】人参、生地黄、百合、熟地黄、麦冬各9克，贝母、白芍各10

克，百部9克，桔梗1克。

【功能主治】滋阴润肺。主治肺肾阴虚所致的肺结核。

【用法用量】将上药用水煎服，每日1剂，分两次服用。

六、肺萎

肺萎：肺萎是指肺叶萎弱不用，为肺脏的慢性虚损性疾患。

临床表现：以咳吐浊唾涎沫为主症，相当于现代医学的肺纤维化、肺硬变、肺不张等。

生姜甘草汤

【来源】唐·《备急千金要方》卷十七方。

【组成】人参90克，生姜150克，甘草120克，大枣12枚。

【功能主治】治肺萎，咳唾涎沫，咽燥口渴。

【用法用量】粉碎为粗末，水煎，分3次服。

七、肺气肿

肺气肿：是指终末细支气管远端（呼吸细支气管、肺泡管、肺泡囊和肺泡）的气道弹性减退，过度膨胀、充气和肺容积增大或同时伴有气道壁破坏的病理状态。

临床表现：早期可无症状或仅在劳动、运动时感到气短，逐渐难以胜任原来的工作。随着肺气肿进展，呼吸困难程度随之加重，以至稍一活动甚或完全休息时仍感气短。此外尚可感到乏力、体重下降、食欲减退、上腹胀满。

肺气肿方

【组成】人参、五味子、地龙、乌梅、麦冬各30克，甘草10克。

【功能主治】益气，养阴，平喘。主治慢性阻塞性肺气肿，气阴两虚者。

【用法用量】将上药加水煎服，每日1剂，分2次口服，连服5日为1个疗程。

八、呕吐

呕吐：是指胃失和降，气逆于上，胃中之物从口吐出的一种病证。物出而无声谓之吐，即有物无声；声出而无物谓之干呕，即有声无物。呕与吐多同时发生很难分开，一般并称为呕吐。

临床表现：恶心、干呕和呕吐，但有些呕吐可无恶心或干呕的先兆，可将胃内的有害物质吐出。

1. 人参饮

【来源】唐·《外台秘要》卷六。

【组成】人参、生姜各30克，橘皮90克。

【功能主治】治呕吐。

【用法用量】上切。以水500毫升，煮取300毫升，分3次温服。

2. 干姜黄芩黄连人参汤

【来源】东汉·《伤寒论》方。

【组成】人参、干姜、黄芩、黄连各90克。

【功能主治】治上热下寒，寒热格拒，食入即吐。

【用法用量】水煎去渣，分2次服。

3. 大半夏汤 1

【来源】东汉·《金匮要略》方。

【组成】人参6克，半夏（汤洗）9克，蜜20毫升。

【功能主治】治虚寒反胃呕吐。

【用法用量】水煎服，分2次服。

4. 大半夏汤 2

【来源】唐·《备急千金要方》卷十八方。

【组成】人参6克，半夏9克，白蜜20毫升，白术3克，生姜9克。

【功能主治】胃反不能受食，食即吐者。

【用法用量】上五味粗粉，用水500毫升，和蜜扬之200～300下（即），煮取300毫升，分3次服。

5. 十味香薷饮

【来源】明·《增补万病回春》卷二方。

【组成】人参、炙黄芪、茯苓、白术、陈皮、木瓜、姜厚朴、炒扁豆、炙甘草各1.5克，香薷6克。

【功能主治】治伏暑身倦，体困神昏，头重吐利。

【用法用量】水煎服，日1剂，早晚各服1次。

6. 大橘皮汤

【来源】清·《杂病源流犀烛·脏腑门》卷十一方。

【组成】人参、甘草各3克，陈皮、竹茹各9克。

【功能主治】治冲气犯肾，汗之必寒起；无汗，心中大烦，骨节疼痛，目晕，恶寒，食则反吐，谷不能进；心下痞等。

【用法用量】生姜5片，大枣3枚，水煎服，不拘时。

7. 丁香柿蒂汤

【来源】明·《病因脉治》卷二方。

【组成】人参3克，丁香、柿蒂、生姜各6克。

【功能主治】益气温中，降逆止呕。用于胃气虚寒，失去和降而致呃逆、呕吐、脘闷、胸痞，舌淡苔白，脉沉迟者。

【用法用量】水煎服，日服1剂，早晚各服1次，或频饮止呕为度。

8. 枳壳橘皮汤

【来源】宋·《鸡峰普济方》卷十八。

【组成】人参、枳壳各30克，茯苓、白术各45克，陈橘皮0.9克。

【功能主治】治痰气停积，胸中痞满，呕吐，不思饮食。

【用法用量】上为细末，每服9克，水200毫升，加生姜7片，同煎至7分，去滓温服，每日2~3次。

9. 茯苓汤

【来源】唐·《外台秘要》卷八。

【组成】人参、生姜、橘皮、白术各60克，茯苓90克。

【功能主治】治风痰气发，即呕吐，烦闷不安，或吐痰水者。

【用法用量】上切。以水500毫升，煎煮，去滓，分3次温服，中间任食。

10. 藿香安胃散

【又称】藿香安胃汤

【来源】金·《脾胃论》卷下。

【组成】人参、藿香、丁香各 7.5 克，橘红 15 克。

【功能主治】治脾胃虚弱，不进饮食，呕吐不待腐熟。

【用法用量】上为细末。每服 6 克，水 200 毫升，加生姜 1 片，同煎至 7 分，和滓食前冷服。

11. 增半汤

【来源】清·《医部全录》卷三三五。

【组成】人参、丁香皮各 4.5 克，藿香 6 克，半夏（汤泡，炒黄） 7.5 克。

【功能主治】治胃虚中寒，停痰留饮，呕吐呃逆。

【用法用量】加生姜 7 片，水煎服。

12. 木瓜汤

【来源】宋·《圣济总录》卷三十九。

【组成】人参 30 克，木瓜（干者去瓤） 1 枚，厚朴（去粗皮，姜汁炙） 15 克，干姜（炮） 30 克。

【功能主治】治霍乱干呕。

【用法用量】上为粗末。每服 7.5 克，水 200 毫升，煎至八分，去滓服，不拘时候。

13. 枇杷叶散

【来源】宋·《普济本事方》卷四方。

【组成】人参、枇杷叶（去毛）各 0.3 克，茯苓（去皮） 15 克，茅根 0.6 克，半夏（汤浸） 0.9 克。

【功能主治】治呕吐，胸膈痞满。

【用法用量】研为细末，每服 12 克，加生姜 7 片，水煎，去渣，入槟榔末1.5克，和匀服之。

14. 木香豆蔻散

【来源】明·《仁斋直指方论》卷七。

【组成】人参、木香、肉豆蔻（面裹煨）各15克，白豆蔻仁0.3克，甘草（炒）4.5克。

【功能主治】治翻胃呕吐。

【用法用量】上为粗粉。每服9克，加生姜、大枣，水煎服。

15. 新定吴茱萸汤

【来源】清·《金匮翼》卷六方。

【组成】人参3克，炮吴茱萸0.3克，黄连1.8克，茯苓6克，半夏4.5克，木瓜2.1克。

【功能主治】治胃脘痛不能食，食则呕，其脉弦者。

【用法用量】加生姜，水煎服。

16. 半夏泻心汤

【来源】东汉·《伤寒论》方。

【组成】人参、黄芩、干姜、炙甘草各6克，半夏9克，黄连3克，大枣四枚。

【功能主治】和胃降逆，开结除痞。治心下痞满不痛，或干呕，或呕吐，肠鸣下利。

【用法用量】水煎，分3次服。

17. 半夏散

【来源】明·《校注妇人良方》（《妇人良方》、《妇人良方大全》、《妇人良方集要》）卷四方。

【组成】人参、姜半夏、陈皮、大腹皮、桂心各0.9克，槟榔3克，赤茯苓、紫苏各1.5克。

【功能主治】治脚气上攻，心腹胀满，饮食不下，呕吐不止。

【用法用量】加生姜少许，水煎服。

18. 肺脾双解饮

【来源】清·《石室秘录》卷二方。

【组成】人参、柴胡、车前子、甘草各3克，麦门冬、茯苓各9克，神曲1.5克，薏苡仁15克。

【功能主治】治咳嗽气喘，呕吐泄泻。

【用法用量】水煎服。

19. 藿香汤

【来源】宋·《三因极一病证论方》卷十一方。

【组成】人参、藿香、桂心、桔梗、木香、白术、茯苓各15克，枇杷叶（去毛）10片，半夏（汤洗，姜汁制）30克。

【功能主治】治心下虚满，饮食不入，时时呕吐，惙惙短气，或大病将理不复，胃气无以养，日渐羸弱。

【用法用量】研为粗末，每服15克，加姜丝少许，水煎，食前服。

20. 丁香散

【来源】宋·《太平圣惠方》卷四十七。

【组成】人参60克（去芦），丁香、枇杷叶（拭去毛，炙微黄）各30克。

【功能主治】反胃呕哕不止。

【用法用量】上为散，每服9克，水200毫升，加生姜5片，煎至五分，去滓温服，不拘时候。

21. 吴茱萸汤

【来源】东汉·《伤寒论》方。

【组成】人参9克，吴茱萸9克，生姜18克，大枣12枚。

【功能主治】能温肝暖胃，降逆止呕，治阳明胃寒，食谷欲呕，胃脘作痛，吞酸嘈杂，手足厥冷，烦躁欲死；厥阴头痛，干呕吐涎沫；也用于慢性胃炎，神经性头痛，耳源性眩晕等属于虚寒证者。

【用法用量】水煎去滓，分3次服，日3次。

22. 加味姜附汤

【来源】清·《杂病源流犀烛·脏腑门》卷三方。

【组成】人参、炮姜、附子各45克，炙甘草2.1克。

【功能主治】治霍乱吐泻过多，四肢逆冷。

【用法用量】水煎服。按病情急用。

23. 理中丸

【来源】唐·《外台秘要》卷六。

【组成】人参、白术、甘草（炙）、高良姜各2.4克，干姜、桂心各1.8克。

【功能主治】治冷热不调，霍乱吐痢，宿食不消。

【用法用量】水煎服。

24. 附子理中丸

【来源】宋·《太平惠民和剂局方》卷五方。

【组成】人参、附子（炮，去皮脐）、白术、炮姜、炙甘草各90克。

【功能主治】能温阳祛寒。治脾胃虚寒而致的呕吐泻痢，脘腹绞痛，心下逆满，手足厥寒，腹中雷鸣，饮食不进，及霍乱转筋等症。

【用法用量】研为细末，炼蜜为丸，每30克作10丸。或每服3克，以150毫升，煎至七分，空腹，食前服。

25. 丁香开胃丸

【来源】宋·《魏氏家藏方》卷五。

【组成】人参90克（去芦），丁香45克（不见火），白豆蔻、甘草（炙）、半夏曲各15克，肥生姜（切薄，焙干）90克。

【功能主治】脾胃虚寒，停痰呕哕，不思饮食。

【用法用量】上为细末，炼蜜为丸，30克作10丸。每服1丸，食前白汤嚼下。

26. 半附理中汤

【来源】日·《产科发蒙》卷二。

【组成】人参、半夏、附子、白术、甘草、干姜。

【功能主治】治胃中虚冷，呕吐不止。

【用法用量】以水200毫升，煎至100毫升，温服。

27. 桂心散

【来源】宋·《太平圣惠方》卷四十三。

【组成】人参（去芦头）、桂心、高良姜（锉）、当归（锉，微炒）各30克，草豆蔻45克（去皮），厚朴60克（去粗皮，涂生姜汁，炙令香熟）。

【功能主治】治冷气攻心，腹痛多呕，不欲饮食。

【用法用量】上为散。每服9克，以水200毫升，煎至六分，去滓，稍热服，不拘时候。

28. 丁香半夏丸

【来源】宋·《太平惠民和剂局方》卷四。

【组成】人参（去芦）、丁香、肉豆蔻仁、木香、陈皮（去白）各0.3克，藿香叶15克，半夏（汤洗七次，姜汁炒黄色）90克。

【功能主治】脾胃虚寒，胸膈停痰，呕吐恶心，心腹痞满，胁肋刺痛，短气噎闷，不思饮食。

【用法用量】上为细末，以生姜汁煮面糊为丸，如小豆大。每服20丸，生姜汤送下，不拘时候。

29. 五君子煎

【来源】明·《景岳全书·新方八阵》卷五十一方。

【组成】人参6~9克，白术、茯苓各6克，炙甘草3克，干姜（炒黄）3~6克。

【功能主治】治脾胃虚寒，呕吐泄泻而兼湿者。

【用法用量】水煎服，日1剂，早晚各服1次。

30. 六味异功煎

【来源】明·《景岳全书·新书八阵》卷五十一方。

【组成】人参6~9克，白术、茯苓各6克，炙甘草、陈皮各3克，炒干姜 3 ~ 6 克。

【功能主治】治脾胃虚寒，呕吐泄泻而兼微滞者。

【用法用量】水煎服，日 1 剂，早晚各服 1 次。

31. 四君子加姜附厚朴汤

【来源】元·《此事难知》。

【组成】人参、白术、茯苓、甘草各 30 克，生姜、附子、厚朴（炮制）各 9 克。

【功能主治】治吐泻霍乱，四肢拘急，脉沉而迟者。

【用法用量】水煎服。

32. 四君子加芍药高良姜汤

【来源】元·《此事难知》。

【组成】人参、白术、茯苓、甘草各 30 克，白芍、良姜各 15 克。

【功能主治】治吐泻转筋，腹中痛，体重，脉沉而细者。

【用法用量】水煎服。

33. 治中汤

【来源】宋·《易简方》。

【组成】人参、干姜、白术、甘草、橘红各 60 克。

【功能主治】治霍乱吐泻，及干霍乱心腹作痛，欲吐不吐，欲下不下，治脾胃虚寒气滞，胸腹痞满。

【用法用量】水煎服。干霍乱，欲吐不吐者，先以盐汤少许顿服，喉吐出令透，即进此药。

34. 荆黄汤

【来源】金·《素问病机气宜保命集》卷中方

【组成】人参 15 克，荆芥穗 30 克，甘草 7.5 克，大黄 9 克。

【功能主治】治上焦热上冲，食已暴吐，脉浮而洪。

【用法用量】研为粗末，水煎，去渣，调槟榔散 6 克，空腹服。

35. 呕吐方 1

【组成】人参、炙甘草各 6 克，干姜、白术各 10 克。

【功能主治】具有温胃散寒降逆的功能。适用于胃寒引起的呕吐。症见素体中焦阳虚，则饭后不久每反胃呕吐，吐出物量不多，脘胃痞闷，每兼胃痛，嗳气，畏冷，形瘦肢困，舌淡，脉弱。若因暴食生冷，则胃脘痛甚，呕吐先出清水，后则继以所食食物，以吐出为快，舌脉往往无明显变化。

【用法用量】水煎，分 3 次服，每日 1 剂。或共研细末，水泛为丸，如绿豆大，每次 6g，每日 2~3 次，温开水送服。

36. 呕吐方 2

【组成】人参 3 克，陈皮 12 克，竹茹 10 克，甘草、黄连各 6 克，生姜 9 克，竹沥适量，大枣 3 枚。

【功能主治】具有养胃阴，降虚火的功能。适用于胃阴虚引起的呕吐。症见呕吐剧烈，先吐出食物，食物吐尽继之清水，清水吐尽继之胆汁，不能饮食，甚至水入即吐，口渴不能饮，咽干，舌红，脉细弱。

【用法用量】水煎，分 3 次服，每日 1 剂。

37. 呕吐方 3

【组成】人参、生姜、姜半夏、黄芩各 9 克，柴胡 12 克，黄连、炙甘草各 6 克，吴茱萸 1.5 克，大枣 4 枚。

【功能主治】具有疏肝和胃的功能。适用于肝胃不和引起的呕吐。症见常恶心噫气，胸闷脘痞，呕吐时作，但吐出物量不多，若情绪波动时，则呕吐症状加重，胸胁疼痛，口舌，舌苔黄，脉弦。

【用法用量】水煎，分 3 次服，每日 1 剂。

38. 呕吐方 4

【组成】甘草 6 克，人参 10 克，茯苓 9 克，陈皮 9 克，白术 9 克，生姜 5 克，大枣 2 枚。

【功能主治】健脾，益气，和胃。主治食欲不振，脾胃虚弱，呕吐泄泻，胸脘痞闷等。

【用法用量】将上药研成末，每次6~9克，加生姜和大枣，用水煎服。

39. 丁香温中汤

【来源】宋·《易简方》。

【组成】人参、橘红、干姜、白术、甘草各60克，丁香15克，半夏30克。

【功能主治】治脾胃不和，饮食减少，短气虚羸，呕逆恶心者。

【用法用量】加生姜10片，水煎服。

40. 五噎丸

【来源】唐·《备急千金要方》卷十六方。

【组成】人参、干姜、川椒、食茱萸、桂心各15克，细辛、白术、茯苓、附子各12克，陈皮18克。

【功能主治】治胸中久寒，呕逆结气，饮食不下。

【用法用量】研为细末，炼蜜为丸，梧桐子大。每服3~10丸，温酒送下，日3次。

41. 和中汤

【来源】宋·《鸡峰普济方》卷二十五。

【组成】人参、茯苓、甘草各45克，白术120克，橘皮（黄者）、厚朴各75克。

【功能主治】调试阴阳，通流营卫，养脾胃，进饮食。治胁肋胀满，呕逆恶心。

【用法用量】上为细末。每服9克，水200毫升，入生姜煎至七分，空心温服。

42. 延年茯苓饮

【来源】唐·《外台秘要》卷八方。

【组成】人参、炙枳实各6克，茯苓、白术各9克，生姜12克，陈皮4.5克。

【功能主治】治心胸中有停痰宿水，水吐出后，心胸间虚，气满，不能食。

【用法用量】水煎，去滓，分3次服。

43. 镇胃丸

【来源】明·《杏苑春生》卷四。

【组成】人参3克，甘草、柴胡、半夏各30克，黄芩15克，生姜60克，青黛210克（另研，为衣）。

【功能主治】治中气亏败，肝火上乘而作呕吐者。

【用法用量】上为末，姜汁浸蒸饼为丸，如梧桐子大。每服70丸，食后姜汤送下。

44. 黄连汤

【来源】东汉·《伤寒论》方。

【组成】人参6克，黄连、炙甘草、干姜、桂枝、半夏（洗）各9克，大枣12枚。

【功能主治】能平调寒热，和胃降逆。治伤寒胸中有热，胃中有邪气，腹中痛，欲呕吐者。

【用法用量】水煎，分5次服。

45. 丁沉丸

【来源】宋·《杨氏家藏方》卷五。

【组成】人参（去芦）15克，丁香60克，沉香30克，肉豆蔻10枚（面裹，煨熟）。

【功能主治】治胸膈痞闷，呕逆恶心，腹泻涨满。

【用法用量】上为细末，用甘草300克，捶碎，入水1000毫升，揉尽去滓，熬成膏子为丸，如梧桐子大。每服30丸，生姜汤送下，不拘时候。

46. 人参散

【来源】宋·《太平惠民和剂局方》卷十。

【组成】人参、白茯苓（去皮）各30克，干葛60克，木香、甘草（炙）、藿香叶各0.3克。

【功能主治】调中和气，止呕逆、除烦渴。治昏困多睡，乳食减少；伤寒时气，胃气不顺，吐利止后，燥渴不解。

【用法用量】上为末。每服 3 克，水煎，不拘时候。

47. 丁香散

【来源】宋·《太平圣惠方》卷五十。

【组成】人参（去芦）、青橘皮（汤浸，去白瓤，焙）、白茯苓、桂心、半夏（汤洗七遍去滑）各 30 克，丁香、枇杷叶（拭去毛，炙微黄）各 15 克。

【功能主治】治膈气呕逆，不能下食，脾胃气弱，四肢乏力。

【用法用量】上为散，每服 9 克，以水 200 毫升，加生姜 5 片，大枣 3 个，煎至六分，去滓稍热服，不拘时候。

48. 丁香柿蒂散

【又称】温中散；丁香柿蒂汤

【来源】元·《世医得效方》卷四。

【组成】人参、茯苓、橘皮、半夏、良姜（炒）、丁香、柿蒂各 30 克，生姜 45 克，甘草 15 克。

【功能主治】吐利及病后胃中虚寒，咳逆至七八声相连，收气不回者。

【用法用量】上锉末。每服 9 克，乘热顿服。用此调苏合香丸亦妙。

49. 橘皮竹茹汤

【来源】东汉·《金贵要略》方。

【组成】人参 3 克，橘皮 9 克，竹茹 9 克，大枣五枚，生姜 9 克，甘草 6 克。

【功能主治】能益气清热，降逆止呕。治久病体虚，或胃虚有热，气逆不降而致的呃逆。

【用法用量】水煎，分 3 次服。

50. 旋覆代赭汤

【来源】东汉·《伤寒论》方。

【组成】人参、甘草各 6 克，旋覆花、生姜、半夏各 9 克，代赭石 15 克，大枣 4 枚。

【功能主治】能降逆化痰，益气和胃，治胃气虚弱，痰浊内阻，胃气上逆，嗳气频作，心下痞硬，或反胃呕恶，或吐涎末者。

【用法用量】水煎，去滓再煎，分 3 次服。

51. 独活散

【来源】明·《治症准绳 女科》卷二方。

【组成】人参、白术、防风、细辛、川芎、半夏、炙甘草、赤芍药各 15 克，独活 30 克，石膏 60 克。

【功能主治】治妇人风眩，头痛呕逆，身体时痛，情思昏闷。

【用法用量】研为粗末。每服 24 克，加生姜 7 片，薄荷 7 叶，水煎，去渣，不拘时服。

52. 人参半夏汤

【来源】宋·《鸡峰普济方》卷十一。

【组成】人参、细辛、陈皮各 60 克，半夏、厚朴、丁香各 120 克。

【功能主治】治脾胃受冷，咳嗽气急，胸膈痞满，呕逆痰末，饮食不下。

【用法用量】上为细末，用生姜煮面糊为丸，如麻子大。食后服 20 丸，生姜汤送下。

53. 草豆蔻丸

【来源】宋·《圣济总录》卷四十四。

【组成】人参、炙甘草、白茯苓（去黑皮）各 0.9 克，草豆蔻（去皮）、干姜（炮）、桂皮（去粗皮）各 30 克。

【功能主治】治脾久虚，不下食，痰逆恶心；脾胃久冷，气攻心腹，肠鸣胀满。

【用法用量】上为末，炼蜜为丸，如梧桐子大，每服 20 丸，空心温酒或生姜汤送下。

54. 丁香温中汤

【来源】宋·《易简方》。

【组成】人参、橘红、干姜、白术、甘草各60克，丁香15克，半夏30克。

【功能主治】治脾胃不和，饮食减少，短气虚羸，呕逆恶心者。

【用法用量】加生姜10片，水煎服。

55. 茴香理中丸

【来源】明·《普济方》卷二十三。

【组成】人参（去芦）、白术、干姜（炮）、甘草各75克，茴香30克。

【功能主治】温脾胃，消痞满，顺三焦，进饮食，辟风寒邪气。治中焦不和，心下痞满，肠中疼痛，呕吐冷痰，饮食不下，嗳气吐酸，怠情思卧；霍乱吐利，手足不知，米谷迟化；大病、新产吐唾不止，及新产内虚。

【用法用量】上为细末，炼蜜为丸，丸如梧桐子大。每服1丸，食前用白汤化下，嚼服亦得。

九、痰饮

痰饮：痰和饮都是津液代谢障碍所形成的病理产物。一般以较稠浊的称为痰，清稀的称为饮。

临床表现：形体消瘦，胸脘胀满，纳呆呕吐，胃中振水音或肠鸣漉漉，便溏或背部寒冷，头昏目眩，心悸气短。

1. 枇杷叶散

【来源】宋·《太平圣惠方》卷五十一。

【组成】人参（去芦头）、枇杷叶（试去毛，炙微黄）、半夏（汤洗七遍，去滑）、陈皮（汤浸，去白瓤，焙）、白术各30克。

【功能主治】治痰饮，发即烦闷不安，兼吐痰水。

【用法用量】上为散，每服9克，以水200毫升，加生姜5片，去滓温服，不拘时候。

2. 皂角化痰丸

【来源】金·《内外伤辩惑论》卷上方。

【组成】人参、皂荚树白皮（酥炙）、白附子（炮）、半夏（汤洗）、南天星（炮）、枯矾、赤茯苓各30克，枳壳（麸炒）60克。

【功能主治】治劳风，心脾壅滞，痰盛涎多，喉中不利，涕唾稠黏，不思饮食，或时昏愦者。

【用法用量】研为细末，生姜汁煮面糊为丸，梧桐子大。每服30丸，食后温水送下。

十、胃痛

胃痛：又称胃脘痛，是以胃脘近心窝处常发生疼痛为主的疾患。历代文献中所称的"心痛"、"心下痛"，多指胃痛而言。

临床表现：实证主症表现为上腹胃脘部暴痛，痛势较剧，痛处拒按，饥时痛减，纳后痛增。虚证主症为上腹胃脘部疼痛隐隐，痛处喜按，空腹痛甚，纳后痛减。

1. 温胃汤

【来源】清·《医略六书》卷二十三。

【组成】人参、厚朴（制）各2.4克，干姜（炒）益智（炒）、陈皮、砂仁（炒）各4.5克，白豆蔻（去壳，炒，研）、姜黄各3克，甘草1.5克。

【功能主治】治胃脘痛，脉弦细者。

【用法用量】水煎，去滓，温服。

2. 七气汤

【来源】宋·《太平惠民和剂局方》卷三方。

【组成】人参、炙甘草、肉桂（去粗皮）各30克，半夏（汤洗七遍，切片焙干）150克。

【功能主治】治虚冷上逆，七情内结，积聚坚牢，心腹绞痛，不能饮食。

【用法用量】研粗末。每服9克，加生姜3片，水煎，饭前服。日3次。

3. 丁香丸

【来源】宋·《太平圣惠方》卷四十三。

【组成】人参（去芦）、白术、桂心、茯苓各30克，丁香、胡椒、木香、干姜（炮裂，锉）各15克，当归1.5克（锉，微炒）。

【功能主治】治心腹冷痛，经来疼痛，脾胃气弱，不能饮食，四肢无力。

【用法用量】上为末，炼蜜为丸，如梧桐子大。每服20丸，以生姜、大枣汤送下，不拘时候。

4. 丁香汤

【来源】宋·《圣济总录》卷五十七。

【组成】人参、白术各30克，丁香15克，甘草（炙，锉）、桂心（去皮）、干姜（炮）、各0.9克，厚朴（去粗皮，生姜汁涂炙）、赤芍药（锉）各30克。

【功能主治】治心腹冷痛。

【用法用量】上为粗末，每服7.5克，水150毫升，酒50毫升，同煎至八分，去滓，空心温服，良久再服。

5. 人参汤

【来源】宋·《本事方续集》卷一。

【组成】人参、黄芪（盐炙）、附子（炮，去皮脐）、牡蛎（煅）各30克，茯苓（白者）60克，粉草15克。

【功能主治】健胃气，生肌肉，进饮食，顺荣卫。治唇青面黄，肚里冷痛牵引小腹，以致翻胃，口苦舌干，脚手不遂，远年日近一切脾胃冷痛。

【用法用量】上为粗末，每服9克，盐汤点服。忌生冷、油面、黏腻等物。

十一、消化不良

消化不良：是一种由胃动力障碍所引起的疾病。

临床表现：为断断续续地有上腹部不适或疼痛、饱胀、烧心（反酸）、嗳气等。常因胸闷、早饱感、腹胀等不适而不愿进食或尽量少进食，夜里也不易安睡，睡后常有恶梦。

1. 温胃煮散

【来源】宋·《圣济总录》卷四十七。

【组成】人参末6克，生附子末1.5克，生姜（切碎）0.3克。

【功能主治】治胃中虚冷，中脘气满，不能转化，营饥不能食。

【用法用量】上和匀。用水150毫升，煎至50毫升，以鸡子1枚，取清打转，空心顿服。

2. 和中丸

【来源】金·《兰室秘藏·饮食劳倦门》方。

【组成】人参、干生姜、陈皮各3克，木瓜6克，炙甘草9克。

【功能主治】治胃虚食少。

【用法用量】研为细末，汤浸蒸饼为丸，梧桐子大。每服50丸，食前白开水送下。

3. 调中平胃丸

【来源】明·《摄生秘剖》卷二。

【组成】人参15克，黄芪（蜜炙）、陈皮各60克，甘草（蜜炙）、苍术（酒浸）、厚朴、木香各30克。

【功能主治】治脾胃虚弱，中气不足。

【用法用量】上为末，米糊为丸，每服6克或9克，食后白滚汤送下。

4. 韭白粥

【来源】明·《古今医统大全》卷二十八。

【组成】人参（水一升，煎三合）30克，韭白10茎，鸡蛋3枚（去黄），白粟米约1000克。

【功能主治】治翻胃，无问新久冷热。

【用法用量】上除人参汤，三味同煮熟搅匀，然后与温热人参汤相和调，顿服，不拘时候，如恶食，即与粟米粥饮渐加糯米和之。

5. 厚朴丸

【来源】宋·《圣济总录》卷五十七。

【组成】人参、厚朴（去粗皮，涂生姜汁炙熟）、丁香皮、桑根白皮（锉，炒）、白术、桔梗（炒）、沉香（锉）、槟榔各30克。

【功能主治】治久腹胀，烦闷，食不消。

【用法用量】上为细末，面糊为丸，每服30丸，空心橘皮汤送下。

6. 木香枳术丸

【来源】金·《东垣试效方》卷一。

【组成】人参、干姜各9克，木香45克，枳实、陈皮各30克，白术60克，炒曲3克。

【功能主治】破寒滞气，消寒饮食，开胃进食。

【用法用量】上为末，荷叶烧饭为丸，如梧桐子大。每服50丸，食前温水送下。

7. 木香人参生姜枳术丸

【又称】木香人参干姜枳术丸。

【来源】金·《脾胃论》卷下。

【组成】人参10克，干生姜7克，木香9克，陈皮12克，枳实（炒黄）30克，白术45克。

【功能主治】开胃进食。

【用法用量】上为细末，荷叶烧饭为丸，如梧桐子大，每服三五十丸，食前温水送下。忌饱食。

8. 人参开胃汤

【来源】清·《医略六书》卷十九。

【组成】人参15克，白术（炒）、茯苓各4.5克，丁香3克，藿香、神曲（炒）各6克，麦芽（炒）9克，甘草1.5克。

【功能主治】治脾胃虚衰，停食不化，脉细涩滞者。

【用法用量】水煎，去滓温服。

9. 八味理中丸

【来源】宋·《是斋百一选方》。

【组成】人参、神曲（炒）、白茯苓各30克，川姜、缩砂仁、麦芽各60克，甘草45克（炙）。

【功能主治】脾胃虚弱，胸膈痞闷，心腹疼痛，腹满身重，四肢不举，肠鸣泄泻，饮食不化。

【用法用量】上为细末，炼蜜为丸，每30克分作10丸。空心姜汤嚼下；或加半夏曲30克，入盐点服。

10. 化食养脾汤

【来源】明·《赤水玄珠》卷十三。

【组成】人参、白茯苓、陈皮、半夏、神曲（炒）、麦芽（炒）、山楂各3克，砂仁2.4克，甘草0.9克，白术4.5克。

【功能主治】治伤食

【用法用量】水200毫升，加生姜3片，煎八分，食远服。

11. 失笑丸

【又名】枳实消痞丸

【来源】金·《兰室秘藏》卷上。

【组成】人参、半夏曲各9克，干生姜、炙甘草、麦芽面、白茯苓、白术各6克，厚朴（炙）12克，枳实、黄连各15克。

【功能主治】开胃进食者。治右关脉弦，心下虚痞，厌食懒倦。

【用法用量】上为细末，汤浸蒸饼为丸如梧桐子大。每服五七十丸，白汤送下，食远服

12. 加味枳术丸

【来源】明·《证治准绳·伤寒》卷七。

【组成】人参、白术各60克，枳实（炒）、神曲（炒）、大麦芽（炒）、棠球子、陈皮各30克。

【功能主治】进饮食，强胃气。治病后胃弱食少。

【用法用量】上为末，荷叶烧饭和丸，如梧桐子大。每服七八十丸，白汤送下。

13. 利膈丸

【又称】人参利膈丸，开关利膈丸。

【来源】金·《医学发明》卷一。

【组成】人参、藿香叶、当归、炙甘草、枳实（麸炒）各30克，木香21克，槟榔22.5克，厚朴（姜制）、大黄（酒浸，焙）各60克。

【功能主治】利脾胃壅滞，调大便秘利，推陈致新，消饮进食。治肠胃壅滞，噎隔不通，大便燥结，胸中不利，痰漱喘促。

【用法用量】上为细末，滴水为丸，或少用蒸饼亦可，如梧桐子大。每服三十五丸，食后服。

14. 健脾丸

【来源】明·《医学六要·治法汇》卷一。

【组成】人参、白术各120克，枳实90克，山楂45克，麦芽、陈皮各30克。

【功能主治】治食后不便转化，因而食少。

【用法用量】神曲糊为丸服，原方无用量。

15. 参术健脾丸

【来源】清·《成方便读》卷三。

【组成】人参、白术（土炒）各60克，陈皮、麦芽（炒）各30克，山楂45克，枳实9克。

【功能主治】治脾虚，饮食不消。治食伤。

【用法用量】神曲糊为丸，米饮送下。

16. 参术健脾汤

【来源】明·《证治准绳·类方》卷二。

【组成】人参、白茯苓、陈皮、半夏、缩砂仁、厚朴（姜制）各3克，白术 6 克，炙甘草 1 克。

【功能主治】治胀满。

【用法用量】水 150 毫升，加生姜 3 片，煎八分。加曲芽，山楂肉，消胀尤妙。

17. 香砂养胃汤

【来源】明·《万病回春》卷二。

【组成】人参、木香各 1.5 克，香附（炒）、砂仁、苍术（米泔制，炒）、厚朴（姜汁炒）陈皮、茯苓（去皮）各 2.4 克，白术（去芦）3 克，白豆蔻（去壳）2.1 克，甘草（炙）0.6 克。

【功能主治】治脾胃不和，寒胃不思饮食，口不知味，痞闷不舒；胃气虚寒，胸膈不舒，湿痰呕恶，腹胀便泄，食不运化，中虚气滞。

【用法用量】上锉 1 剂，加生姜、大枣，水煎服。

18. 养胃进食丸

【来源】明·《证治准绳·类方》第五册方。

【组成】人参、炙甘草各 30 克，苍术（泔水浸，去皮）150 克，炒神曲 75 克，茯苓（去皮）、姜厚朴、白术各 60 克，炒麦芽、陈皮去白各 45 克。

【功能主治】治脾胃虚弱，心腹胀满，面色萎黄，肌肉消瘦，怠惰思卧，不思饮食。

【用法用量】研为细末，面糊为丸，梧桐子大。每服三十之五十丸，食前温姜汤或粥送下。

19. 健脾散

【来源】明·《普济方》卷二十三。

【组成】人参、白茯苓（去黑皮）、黄芪（锉）、麦芽（炒黄）、甘草（炙，锉）、面曲（炒令黄）各 15 克。

【功能主治】治脾胃虚冷，水谷迟化，不能饮食。

【用法用量】上为末，每服 3 克，入盐沸汤点服，不拘时候。

20. 安胃散

【来源】明·《古今医统大全》卷二十四。

【组成】人参6克，藿香、丁香各3克，陈皮2.4克。

【功能主治】治脾胃虚弱，不进饮食，呕吐酸水。

【用法用量】水煎温服。

21. 陈橘皮散

【来源】宋·《太平圣惠方》卷五十。

【组成】人参、（去芦头）、白术、肉豆蔻、陈橘皮（汤浸，去白瓤，焙）各30克，胡椒（去壳）、甘草各15克。

【功能主治】治五膈气，胃中缩冷，食不消化，呕吐酸水。

【用法用量】上为散。每服12克，以水200毫升，加生姜5片，煎至六分，去滓，稍热服，不拘时候。

22. 参橘汤

【来源】明·《仁斋直指方论》卷七。

【组成】人参、真橘红、石莲肉各15克，透明乳香4.5克。

【功能主治】治翻胃。

【用法用量】上为末。每服3克，姜汤点服。

23. 反胃方1

【组成】人参、生姜、砂仁、甘草各9克，黄芪15克，茯苓、白术、陈皮、半夏曲各12克，大枣5枚。

【功能主治】具有温中健脾，和胃降逆的功能。适用于脾胃虚冷引起的反胃。症见食入而反出，朝食暮吐或暮食朝吐，吐出不消化食物，脘腹胀满，食少便溏，体倦乏力，四肢欠温，少气懒言，面色白亮而无神，舌淡苔白润，脉浮涩或虚缓无力。

【用法用量】水煎，分3次服，每日1剂。

24. 反胃方2

【组成】人参、炮姜、甘草各9克，熟地15克，附片12克。

【功能主治】具有补火以生土，温阳以助运的功能。适用于命门火衰引起的反胃。症见朝食暮吐，甚则食下一日反出，完谷不化，饮食不下，泛吐清涎，澄澈清冷，形寒畏冷，腰膝冷痛，面浮足肿，腹胀飧泄，阳痿尿频，甚或二便不行，神疲欲寐，面色淡白，舌淡苔白，脉微细沉迟。

【用法用量】水煎，分是3次服，每日1剂。

25. 反胃方 3

【组成】人参6克，姜半夏12克，蜂蜜15克。

【功能主治】具有益气养阴，降逆止呕的功能。适用于气阴两虚引起的反胃。症见食入反出，食欲不振，大便干结，心悸自汗，手足如灼，气短倦怠，唇干口燥，舌红无苔，或舌苔花剥，脉虚细而数。

【用法用量】水煎，分3次服，每日1剂。

26. 开郁至神汤

【来源】清·《辨证录》卷四方。

【组成】人参、白术、炒栀子各3克，香附9克，茯苓、当归各6克，陈皮、甘草、柴胡各1.5克。

【功能主治】治肝胆气郁，胃脘饱闷，吞酸吐食等症。

【用法用量】水煎服，日1剂，早晚各服1次。

27. 白术散

【来源】宋·《太平圣惠方》卷五十。

【组成】人参（去芦头）、白术、高良姜（锉）、桂心各30克，吴茱萸（汤浸七遍，焙干，微炒）15克。

【功能主治】治食讫醋噫多噫，食不下，脾胃虚冷。

【用法用量】上为粗散。每服9克，以水150毫升，加生姜5片，煎六分，去滓稍热服，不拘时候。

28. 七珍散

【来源】宋·《普济本事方》（《类证普济本事方》《本事方》）。

【组成】人参、白术、黄芪（蜜水炙）、山芋、茯苓（去皮）、粟米

（微炒）、炙甘草各 30 克。

【功能主治】能开胃养气，进饮食。用于疟疾、中暑等愈后饮食减少者。

【用法用量】研为细末。每服 6 克，加姜、枣，水煎服。早晚各服 1 次。

29. 加味六君子汤

【来源】明·《济阳纲目》卷三十六。

【组成】人参、白术、白茯苓、甘草、陈皮、半夏、干姜、白豆蔻、黄连（姜汁炒）、吴茱萸（制）。

【功能主治】治翻胃，气虚有寒。

【用法用量】上锉粗粉。加生姜 3 片，水煎服。

30. 四倍散

【来源】宋·《博济方》卷二。

【组成】人参、诃子（煨）各 60 克，白茯苓 120 克，白术 240 克。

【功能主治】补虚健脾。

【用法用量】上为粗末。每服 6 克，水 200 毫升，加生姜、大枣，同煎至六分，去滓，空心，食前温服，如早晨常服，则功效较大。

31. 健脾益胃方 1

【组成】石菖蒲、远志各 15 克，人参、白茯苓各 25 克。

【功能主治】补胃。主治消化不良，食欲不振等。

【用法用量】用水煎服，每日 1 剂，分 2 次口服。

32. 健脾益胃方 2

【组成】茯苓 9 克，人参 10 克，甘草 6 克，白术 9 克。

【功能主治】益气，健脾。主治脾胃气虚，食少或便溏，四肢无力，面色萎白，脉细缓。

【用法用量】用水煎服。每日 1 剂，分 2 次口服。

十二、臌胀

臌胀：臌胀是以腹胀大，皮色苍黄，脉络暴露，四肢瘦削为特征的一种病证。由于患者腹部膨胀如鼓，故名为臌胀。

临床表现：腹部胀大是本病的主要特征。望诊可见病人腹部突出，平卧时高出于胸部，坐位及走路时突出于身前，四肢一般不肿，或反而更见消瘦，故称为单腹胀，或形象化地称为"蜘蛛胀"。本病初起以气胀为主，病人虽感腹胀，但按之尚柔软，叩之如鼓，仅在转侧时有振水声；病至后期则腹水显著增多，腹部胀大绷急，按之坚满，并可出现脐心突出。青筋暴露，脉络瘀阻等症状。病人面色多属萎黄或黧黑，巩膜或见黄染，面部或颈胸部皮肤出现红丝赤缕等。

【组成】人参9克，附片、白术、茯苓、猪苓、泽泻、桂枝各12克，干姜、甘草各6克。

【功能主治】具有健脾温肾，化气行水的功能。用于治疗脾肾阳虚引起的臌胀。症见腹部膨大，入暮益甚，按之不坚，兼有面色晦滞，畏寒肢冷，或下肢浮肿，身倦神疲，尿少便溏，舌质淡。

【用法用量】水煎，分3次服，每日1剂。

十三、腹痛

腹痛：痛在胃之下，脐之四旁，毛际之上，名曰腹痛。

临床表现：腹痛之证，有寒、有热、有死血、有食积、有湿痰、有虚、有实。若绵绵痛而无增减者，寒也；时痛时止者，热也；每痛有处，不行移者，死血也；痛甚欲大便，利后痛减者，食积也；痛而小便不利者，湿痰也。痛而胀闷者多实，不胀不闭者多虚；拒按者多实，可按者为虚；喜寒者多实，喜热者多虚；饱则甚者多实，饥则甚者多虚；脉实气粗者多实，脉虚气少者多虚。新病多壮多实，久病年衰者多虚；补而不效者多实，攻而愈剧者多虚。"

1. 七气汤

【来源】明·《证治准绳·类方》第四册方。

【组成】人参、乳香、甘草各3克，半夏（汤泡洗）9克，桂心、延胡索（炒，去皮）各7.5克。

【功能主治】治七情为病，心腹刺痛不可忍；或外感风寒湿气作痛。

【用法用量】加生姜5大片，大枣2枚，水煎服。每日1剂，日2次，饭前服。

2. 生气散

【来源】宋·《仁斋直指小儿方论》卷一。

【组成】人参、甘草（微炙）、木香各3克，丁香9克，白术，青皮各6克。

【功能主治】调气。治脾胃气虚，吐泻，肚腹膨胀，饮食不化，腹痛不止。

【用法用量】上为末，每服1.5克，沸汤点服。

3. 枳实理中丸

【来源】宋·《太平惠民和剂局方》卷三方。

【组成】人参、白术、炙甘草、茯苓（去皮）、炮姜各60克，枳实（麸炒）30克。

【功能主治】能理中焦，除痞满，逐痰饮，止腹痛。治伤寒结胸欲绝，心膈高起，实满作痛，手不得近。

【用法用量】研为细末，炼蜜为丸，鸡子黄大。每服1丸，热汤送下，连进2～3服，不拘时候。

4. 四柱散

【来源】宋·《太平惠民和剂局方》卷三方。

【组成】人参、煨木香、茯苓、炮附子各30克。

【功能主治】治元脏气虚，真阳衰惫，头晕耳鸣，四肢怠倦，脐腹冷痛，小便滑数。

【用法用量】粉为粗末，每服6克，加生姜3片，大枣1枚，盐少许，水煎，食前服。

十四、泄泻

泄泻：亦称"腹泻"，是指排便次数增多，粪便稀薄，或泻出如水样。

古人将大便溏薄者称为"泄"，大便如水注者称为"泻"。

临床表现：急性泄泻，主症发病势急，病程短，大便次数显著增多，小便减少。兼见大便清稀，水谷相混，肠鸣胀痛，口不渴，身寒喜温，舌淡，苔白滑，脉迟者，为感受寒湿之邪；便稀有黏液，肛门灼热，腹痛，口渴喜冷饮，小便短赤，舌红，苔黄腻，脉濡数者，为感受湿热之邪；腹痛肠鸣，大便恶臭，泻后痛减，伴有未消化的食物，嗳腐吞酸，不思饮食，舌苔垢浊或厚腻，脉滑者，为饮食停滞。慢性泄泻，主症发病势缓，病程较长，多由急性泄泻演变而来，便泻次数较少。兼见大便溏薄，腹胀肠鸣，面色萎黄，神疲肢软，舌淡苔薄，脉细弱者，为脾虚；嗳气食少，腹痛泄泻与情志有关，伴有胸胁胀闷，舌淡红，脉弦者，为肝郁；黎明之前腹中微痛，肠鸣即泻，泻后痛减，形寒肢冷，腰膝酸软，舌淡苔白，脉沉细者，为肾虚。

1. 加味连理丸

【来源】清·《医宗金鉴·外科心法要诀》卷六十五方。

【组成】人参、茯苓、黄连、干姜各3克，白术6克，甘草1.5克。

【功能主治】治胃热脾虚，口糜气臭，腹泻。

【用法用量】水煎服，日1剂，早晚各1次。

2. 陈曲丸

【来源】元·《卫生宝鉴》卷十六方。

【组成】人参、官桂、干姜、白术、当归、炙甘草、厚朴各15克，陈曲45克。

【功能主治】能消积止泻，治腹中冷痛。

【用法用量】每服30～50丸，食前温酒或淡醋调下，日2次。

3. 人参理中汤

【来源】唐·《外台秘要》卷六。

【组成】人参、干姜、甘草（炙）、桂心各9克，茯苓、橘皮各12克，黄芪6克。

【功能主治】治霍乱洞泄不止，脐上筑筑，肾气虚。

【用法用量】上切，以水500毫升，煮取300毫升，去滓，分3次温服。

4. 养脾丸

【又称】大养脾丸

【来源】宋·《太平惠民和剂局方》卷三。

【组成】人参（去芦）、大麦芽（炒）、白茯苓（去皮）各480克，干姜（炮）、缩砂（去皮）各1440克，白术240克，甘草（挫，煎）360克。

【功能主治】养胃进食。治脾胃虚冷，心腹绞痛，胸膈满闷，胁类虚胀，呕逆恶心，泄泻肠鸣，肢体倦怠，不思饮食。

【用法用量】上为细末，炼蜜为丸，每30克作8丸。每服1丸，细嚼，生姜汤送下，食前服。

5. 白术散

【又称】钱氏七味白术散。

【来源】宋·《小儿要证直诀》《钱氏小儿要证直诀》卷下方。

【组成】人参7.5克，茯苓、炒白术、藿香叶各15克，木香6克，甘草3克，葛根15克（渴者加至30克）。

【功能主治】治脾胃久虚，津液内耗，呕吐泄泻频作，烦渴多饮。

【用法用量】研为粗末，每服9克，水煎服，日2次。若热甚而渴去木香。

6. 升胃散

【来源】清·《嵩崖尊生全书》卷九。

【组成】人参、陈皮、炙甘草各30克，黄芪60克，升麻2.1克，柴胡、归耳、益智各1.5克。

【功能主治】治泄泻，一日便三四次，溏而不多，小便黄。

【用法用量】水煎服。

7. 填饮汤

【来源】清·《辨证录》卷七方。

【组成】人参、肉桂、车前子、五味子各9克，白术60克，山茱萸、茯苓、芡实各30克，巴戟天15克。

【功能主治】治常年作泻，五更时必痛泻二至3次，重则五至六次，至日间反不作泻，属肾与命门虚寒者。

【用法用量】水煎服。

8. 人参升胃汤

【来源】明·《证治准绳·类方》第六册方。

【组成】人参、陈皮、炙甘草各3克，黄芪6克，升麻2.1克，当归身、益智仁各1.5克，红花少许。

【功能主治】治大便日三、四次，溏而不多，有时泄泻肠鸣，小便黄者。

【用法用量】水煎服，日1剂，食前服，日服3次。

9. 换肠丸

【来源】元·《御药院方》卷七。

【组成】人参、木香、白芍药、甘草（炒）、当归（去芦头，炒）各50克，御米壳（去隔蒂，碎，微炒，净秤）各30克，白术、白茯苓（去皮）各45克。

【功能主治】治泄泻不止，及诸下痢之效。

【用法用量】上为细末，炼蜜为丸，如弹子大。每服1丸，水煎化，食前稍热服。

10. 大补黄庭丸

【来源】清·《张氏医通》卷十三方。

【组成】人参、茯苓各30克，山药60克。

【功能主治】治虚劳食少便溏。

【用法用量】研为粗末，以鲜紫河车一具，用水稍加白蜜，隔水熬膏和药末为丸。每服9克，空腹淡盐汤服下。

11. 启脾丸

【又称】人参启脾丸。

【来源】明·《医学入门》卷六方。

【组成】人参、白术、茯苓、山药、莲子肉各30克，陈皮、泽泻、山楂、甘草各15克。

【功能主治】治脾积，五更泻。

【用法用量】研为细末，炼蜜为丸，弹子大，每服1丸，空心米饮化下。

十五、痢疾

痢疾，古称肠辟、滞下。为急性肠道传染病之一。

临床表现：以发热、腹痛、里急后重、大便脓血为主要症状。若感染疫毒，发病急剧，伴突然高热，神昏、惊厥者，为疫毒痢。痢疾初起，先见腹痛，继而下痢，日夜数次至数十次不等。痢疾分证，有白痢、赤痢、赤白痢、噤口痢、休息痢等。

白痢：湿胜于热，邪伤气分，其症痢下黏腻白物，或如豆汁，腹痛后重，胸腹痞闷，溲行色白或黄，或称湿痢。

赤痢：热胜于湿，邪伤血分，其症痢下物为黄赤色，或纯赤色，或如鱼脑，腹痛，里急后重，小便赤热，烦渴引饮，或见高热，亦名热痢。

赤白痢：湿热蕴积，气血两伤，其症赤白杂下，状如鱼脑，腥臭异常，烦渴，腹痛，脉濡而数，亦名湿热痢。

噤口痢：下痢赤白，呕逆，不能纳食，胸脘痞闷，神疲乏力。多因湿热不化，壅塞胃口，或秽浊阻隔胃脘而成。

休息痢：正虚邪陷，留连肠胃，痢久不愈，屡发屡止，神气疲惫，面色萎黄，形羸无力，脉象细弱。

1. 人参石脂汤

【来源】清·《温病条辨》卷二。

【组成】人参、赤石脂（细末）、炮姜各9克，白粳米（炒）约1000克。

【功能主治】久痢阳明不阖。

【用法用量】水五杯，先煮人参、白米、炮姜令浓，得两杯，后调石脂细末和匀，分2次服。

2. 苓蔻人参汤

【来源】清·《四圣心源》卷六。

【组成】人参、甘草各 6 克，白术、干姜、茯苓、桂枝各 9 克，肉蔻（煨，炒）3 克。

【功能主治】治泄利。

【用法用量】水煎大半杯，温服。

3. 四顺附子汤

【来源】宋·《妇人良方》卷八。

【组成】人参、生附子（去皮脐）、白姜（炮）、甘草各 30 克。

【功能主治】峻补。治下痢纯白，状如鱼脑，脐腹冷痛，日夜无度，手足逆冷，气少无语。

【用法用量】粉为粗末，每服 6 克，加生姜 3 片，大枣 1 枚，盐少许，水煎，食前服。

4. 参莲汤

【来源】清·《嵩崖尊生全书》卷九。

【组成】人参 1.5 克，莲子（去心皮）15 克。

【功能主治】治噤口痢。

【用法用量】水煎，温服，二服愈。

十六、便秘

便秘：大便秘结不通，排便时间延长，或欲大便而艰涩不畅的一种病症。

临床表现：主要表现是大便次数减少，间隔时间延长，或正常，但粪质干燥，排出困难；或粪质不干，排出不畅。可伴见腹胀，腹痛，食欲减退，嗳气反胃等症。

1. 参仁丸

【来源】明·《医学入门》卷七。

【组成】人参22.5克，当归30克，麻仁、大黄各90克。

【功能主治】治气壅风盛，便秘后重，疼痛烦闷。

【用法用量】上为末，炼蜜为丸，空心热水送下。每服30丸，空心热水送下。

2. 温脾汤

【来源】唐·《备急千金要方》卷十五方。

【组成】人参、附子、干姜各30克，大黄、桂心各90克。

【功能主治】能温补脾阳，泻下冷积。治冷积便秘，腹满痛，喜温喜按，手足不温，或久痢赤白，终年不止。

【用法用量】研为粗末，水煎，分3次服。

3. 黄龙汤

【来源】明·《伤寒六书·杀车槌法》卷三方。

【组成】人参、枳实各6克，大黄、当归各9克，芒硝12克，厚朴、甘草各3克。

【功能主治】能扶正攻下。治热邪传里，胃中燥，屎结实，心硬痛，自利清水，谵语，口渴，身热，神倦少气。

【用法用量】加生姜3片，大枣2枚，水煎服。如老年气血衰者，去芒硝。

4. 大黄饮子

【来源】清·《金匮翼》卷八方。

【组成】人参、黄芪、升麻各3克，煨大黄9克，炒杏仁、枳壳（麸炒）、栀子仁、生地黄各4.5克，炙甘草1.5克。

【功能主治】治热秘，身热烦渴，大便不通。

【用法用量】加生姜5片，豆豉21粒，乌梅1枚，水煎，不拘时服。

5. 补益气血方

【组成】鹿茸10克，杜仲、人参、黄芪、菟丝子、山茱萸各30克，桑螵蛸20克，鸡内金15克，栝楼根40克。

【功能主治】益气，生津。主治气血虚弱，中暑、便秘等。

【用法用量】将上药烘干，研成细末，炼蜜为丸，每丸重 6 克。每日 3 次，每次 1 丸，用温开水送服。

十七、肠覃

肠覃：是生于腹内肠外的一种息肉。因寒气与卫气相争积渐而成。

临床表现：其证按之坚硬，推之则移，初起如"鸡卵"样，渐渐长大，腹膨大如怀孕状。

阿魏麝香散

【来源】清·《张氏医通》卷十三方。

【组成】人参、生白术、炒神曲各 30 克，阿魏（酒煮）、肉桂各 15 克，麝香 3 克，雄黄 9 克，水红花子 12 克。

【功能主治】治肠覃，诸积，痞块。

【用法用量】研为粗末，每服 9 克，用荸荠 3 个，去皮捣烂和药，早晚各服 1 次，砂仁煎汤送下。

十八、肉极

肉极：病证名。肌肉痿弱困怠的疾患。

临床表现：证见体表如有鼠走感，多汗，四肢急痛，或软弱，唇口坏，皮色变。

参荟丸

【来源】清·《杂病源流犀烛·脏腑门》卷八方。

【组成】人参、菖蒲、致远、赤茯苓、牛膝、地骨皮各 30 克。

【功能主治】治肉极，身上往往如鼠走，体上干黑。

【用法用量】研为细末，炼蜜为丸，米饮送下。

十九、虫症

虫症：是指寄生在人体肠道的虫类所引起的病症。常见虫症有绦虫病、蛔虫病、钩虫病、蛲虫病及姜片虫病等。

临床表现：共同症状为面黄肌瘦，精神萎弱，时见腹痛，或有异嗜。

1. 安蛔汤

【来源】明·《增补万病回春》卷二。

【组成】人参2.1克，白术、茯苓各3克，干姜（炒黑）1.5克，乌梅两个，花椒0.9克。

【功能主治】治伤寒吐蛔。

【用法用量】上锉。水煎服。

2. 安蛔理中汤

【来源】明·《医学入门》卷四。

【组成】人参、白术、干姜、茯苓各4.5克，乌梅3个。

【功能主治】治蛔厥。

【用法用量】水煎，温服。

3. 椒梅汤

【来源】清·《温病条辨变》卷三方。

【组成】人参、黄连、黄芩、干姜、半夏各6克，川椒、乌梅、白芍药各9克，枳实4.5克。

【功能主治】治暑邪深入厥阴，舌灰，消渴，心下板实，呕恶吐蚘，寒热，下利血水，声音不出，上下格拒者。

【用法用量】水煎，温服。

二十、水肿

水肿：指体内水液潴留，泛滥肌肤，引起眼睑、头面、四肢、背腹甚至全身浮肿，严重者还可伴有胸水、腹水等。

临床表现：依据症状表现不同而分为阳水、阴水两类，常见于肾炎、肺心病、肝硬化、营养障碍及内分泌失调等疾病。阳水，主证发病急，初起面目微肿，继之则遍及全身，腰以上肿甚，皮肤光亮，阴囊肿亮，胸中烦闷，呼吸急促。或形寒无汗，苔白滑，脉浮紧；或咽喉肿痛，苔薄黄，脉浮数。阴水，主证发病较缓，足跗水肿，渐及周身，身肿以腰以下为甚，按之凹陷，复平较慢，皮肤晦暗，小便短少。或兼脘闷腹胀，纳减便溏，四肢倦怠，舌苔白腻，脉象濡缓；或兼腰痛腿酸，畏寒肢冷，神疲乏力，舌淡苔白，脉沉细无力。

1. 人参大黄汤

【来源】清·《嵩崖尊生》卷七。

【组成】人参、当归、大黄（炒）各3克，桂心、瞿穗、赤芍、茯苓、葶苈各0.6克。

【功能主治】治经脉不利化水，身肿胀，皮肉赤纹。

【用法用量】水煎服。

2. 木防己丸

【来源】明·《普济方》卷一九一。

【组成】人参、木防己、川大黄（别捣）、杏仁（去皮尖双仁，熬紫色，别捣）各2.4克，葶苈3克（熬）。

【功能主治】治水病。

【用法用量】上为末，蜜练为丸，梧桐子大。食后以白饮送之，初服7丸，1日2次；日加1~12丸，还日减1~9丸，复渐加至12丸，循环服之。

3. 人参木香散

【来源】明·《古今医统大全》卷三十一。

【组成】人参、木香、茯苓、白术、滑石、猪苓、泽泄、甘草、槟榔、琥珀各30克。

【功能主治】治水气肿病。

【用法用量】上为末。每服15克，水300毫升，加生姜3片，煎七分，不拘时服，1日3次。

4. 化水种子汤

【来源】清·《傅青主女科》卷上方。

【组成】人参9克，巴戟天（盐水浸）、白术（土炒）各30克，茯苓、菟丝子（酒炒）、炒芡实各15克，车前子（酒炒）6克，肉桂（去粗皮）

3克。

【功能主治】治妇人水湿停滞，不孕，小便不利，腹胀，脚肿者。

【用法用量】水煎服，日1剂，早晚各服1次。

5. 圣灵丹

【来源】元·《卫生宝鉴》卷十四。

【组成】人参（去芦）、木香、汉防己、茯苓（寒食面煨）、槟榔、木通（炒）各6克，苦葶苈（炒）15克。

【功能主治】治脾肺有湿，喘满肿盛，小便赤涩。

【用量用法】上为末，枣肉为丸，如梧桐子大。每服30丸，食前煎桑白皮汤送下。

6. 参桂通湿汤

【来源】明·《丹台玉案》卷三。

【组成】人参、白术各2.4克，猪苓、茵陈、泽泻、木通各3克，山栀4.5克，桂枝1.5克。

【功能主治】脉虚便赤。

【用法用量】加大枣5枚，水煎服。

7. 春泽汤

【来源】明·《奇效良方》卷五方。

【组成】人参、麦门冬各4.5克，泽泻、桂心、柴胡各3克，猪苓、白术各6克。

【功能主治】治伏暑发热，烦渴引饮，小便不利。

【用法用量】研为粗末，每服21克，加灯芯20茎，水煎服，渴甚去桂，加五味子、黄连各5克。

8. 胜水汤

【来源】清·《辩证录》卷九。

【组成】人参、车前子各9克，茯苓、白术各30克，远志、菖蒲、柴胡、半夏各3克，甘草0.9克，陈皮1.5克。

【功能主治】补心生胃，散瘀利水。治水气攻心，终日吐痰，少用茶水则心下坚筑，短气恶水。

【用法用量】水煎服。

9. 续随子丸

【来源】金·《医学发明》卷六。

【组成】人参、木香、汉防己、赤茯苓（面蒸）、大槟榔、海金沙（另研）各15克，续随子30克，葶苈120克。

【功能主治】治通身肿满，喘闷不快；肺经有湿，通身虚肿。

【用法用量】上为末，枣肉和为丸，如梧桐子大。每服20～30丸，食前，煎桑白皮汤送下。

二十一、淋证

淋证：指小便频数短涩，滴沥刺痛，欲出未尽，小腹拘急，或痛引腰腹的病症。现代临床仍沿用五淋之名，但有以气淋、血淋、膏淋、石淋、劳淋为五淋者，亦有以热淋、石淋、血淋、膏淋、劳淋为五淋者。

临床表现：血淋症状：实证表现为小便热涩刺痛，尿色深红，或夹有血块，疼痛满急加剧，或见心烦，舌苔黄，脉滑数。虚证表现为尿色淡红，尿痛涩滞不明显，腰酸膝软，神疲乏力，舌淡红，脉细数。膏淋症状：实证表现为小便浑浊如米泔水，置之沉淀如絮状，上有浮油如脂，或夹有凝块，或混有血液，尿道热涩疼痛，舌红，苔黄腻，脉濡数。虚证表现为病久不已，反复发作，淋出如脂，小便涩痛反见减轻，但形体日渐消瘦，头昏无力，腰酸膝软，舌淡，苔腻，脉细弱无力。劳淋症状：小便不甚赤涩，但淋沥不已，时作时止，遇劳即发，腰酸膝软，神疲乏力，舌质淡，脉细弱。热淋症状：小便频急短涩，尿道灼热刺痛，尿色黄赤，少腹拘急胀痛，或有寒热，口苦，呕恶，或腰痛拒按，或有大便秘结，苔黄腻，脉滑数。石淋症状：尿中时夹砂石，小便艰涩，或排尿时突然中断，尿道窘迫疼痛，少腹拘急，或腰腹绞痛难忍，痛引少腹，连及外阴，尿中带血，舌红，苔薄黄。若病久砂石不去，可伴见面色少华，精神萎顿，少气乏力，舌淡边有齿印，脉细而弱；或腰腹隐痛，手足心热，舌红少苔，脉细带数。气淋症状：实证表现为小便涩痛，淋沥不宜，小腹胀满疼痛，苔薄白，脉多沉弦。虚证表现为尿时涩滞，小腹坠胀，尿有余沥，面白不华，舌质淡，脉虚细无力。

1. 磁石汤

【又称】肾沥汤。

【来源】宋清·《圣济总录》卷五十九。

【组成】人参、黄芪（细锉）、杜仲（去粗皮，炙）、五味子各45克，磁石（别捣如米粒，分为二十帖，每煎时取一帖，绵裹）180克，熟干地黄（焙）60克。

【功能主治】消肾。治小便白浊如凝脂（膏淋），形体羸瘦。

【用法用量】上除磁石外，粗捣筛，分为二十贴，每剂先用水500毫升，羊肾1只（切作四片，去筋膜），与磁石一贴同煎至200毫升，去磁石，羊肾，下药末，更同煎至150毫升，去渣，温分二服。

2. 茯苓琥珀散

【来源】清·《医略六书》卷二十五。

【组成】人参、泽泻、延胡（醋炒黑）、甘草、丹皮各45克，茯苓、琥珀、川楝（酒炒）各90克。

【功能主治】治血淋。茎中涩痛，牵引胁下，脉弦涩者。

【用法用量】上为散。长流水煎，去滓温服。

3. 参苓琥珀汤

【来源】元·《卫生宝鉴》卷十七方。

【组成】人参1.5克，茯苓1.2克，炒川楝子、生甘草各3克，延胡索2.1克，琥珀、泽泻、柴胡、当归尾各0.9克。

【功能主治】治小便淋漓，茎中痛不可忍，引胁下痛。

【用法用量】研为粗粉，水煎，去渣，空腹食前服。

二十二、血证

血证：凡由多种原因引起火热熏灼或气虚不摄，致使血液不循常道，或上溢于口鼻诸窍，或下泄于前后二阴，或渗出于肌肤所形成的疾患，统称为血证。也就是说，非生理性的出血性疾患，称为血证。在古代医籍中，亦称为血病或失血。常见的有鼻衄、齿衄、咳血、吐血、便血、尿血、紫斑等血证。

临床表现：血液或从口、鼻，或从尿道、肛门，或从肌肤而外溢。

1. 麦门冬散

【来源】宋·《太平圣惠方》卷二十九方。

【组成】人参（去芦头）、当归、黄芩、白芍药各0.9克，麦门冬（去心，焙）45克，黄芪、熟干地黄、阿胶（锉碎，炒令黄燥）各30克，蒲黄15克。

【功能主治】治虚劳小便出血，心神烦热。

【用法用量】上为粗散。每服12克，以水200毫升，加生姜5片，去滓，食后温服。

2. 麻黄人参芍药汤

【又称】麻黄桂枝汤

【来源】金·《脾胃论·卷下方》。

【组成】人参、麦门冬各0.9克，桂枝、当归各1.5克，麻黄（令捣）、炙甘草、白芍药、黄芪各3克，五味子2粒。

【功能主治】治病人久虚，表有大热，壅遏里热，火邪不得舒伸，而致吐血。

【用法用量】研为粗末，先煮麻黄令沸，去沫，入他药再煮，临卧服。

3. 天魂汤

【来源】清·《血症论》卷八方。

【组成】人参、桂枝、茯苓各9克，干姜3克，甘草 附子各6克。

【功能主治】治吐血阳虚者。

【用法用量】水煎服，每剂服1次，徐徐服。

4. 团参散

【来源】清·《饲鹤亭集方》。

【组成】人参、黄芪、麦冬各60克。

【功能主治】治虚肺咳嗽，吐血不止，阴虚内热。

【用法用量】炼蜜为丸，每服 12 克，开水送下。

5. 灵雨汤

【来源】清·《四圣心源》卷四。

【组成】人参、甘草各 6 克，茯苓、半夏、干姜、柏叶、丹皮各 9 克。

【功能主治】治吐败阳虚，呕吐瘀血，紫黑成块。

【用法用量】煎 100 毫升，温服。

6. 人参散

【来源】宋·《是斋百一选方》卷六。

【组成】人参、紫参、阿胶（蛤粉炒成珠子）各 30 克。

【功能主治】治吐血不止。

【用法用量】上为细末，乌梅汤调下。

7. 必胜散

【来源】宋·《太平惠民和剂局方》卷八方。

【组成】人参、熟地黄、小蓟、炒蒲黄、当归、川芎、乌梅各 30 克。

【功能主治】治吐血，呕血咯血。

【用法用量】研粗末，每服 15 克，水煎服。

8. 参柏饮

【来源】清·《杏苑春生》卷五。

【组成】人参、侧柏叶各 30 克。

【功能主治】治血气妄行，势若泉涌，口鼻俱出，须臾不救。

【用法用量】上为细末。每服 6 克，用飞罗面 6 克和匀，用新汲水调和稀面糊服之。

9. 侧柏散

【又称】柏叶散

【来源】日·《救急选方》卷上。

【组成】人参30克，侧柏叶45克（蒸干），荆芥（烧灰）30克。

【功能主治】止血。治吐血下血，起因皆因内损，或因酒食太过，劳损于内，或心肺脉破血妄行，其血出如泉涌，口鼻皆出，须臾不救，男子妇人九窍出血。

【用法用量】上为末。每服6克，入飞罗面6克相和，用新汲水调如稀糊啜服。血如涌泉，不过二服即止。

10. 绿云散

【来源】宋·《圣济总录》卷六十八。

【组成】人参、柏叶、百合、阿胶（炙令燥）各60克。

【功能主治】治吐血。

【用法用量】上为散。每服3克，用糯米粥饮调下。

11. 藕节丸

【来源】明·《普济方》卷一八八。

【组成】人参、干山药、杏仁各45克，干藕节150克，款冬花、干莲肉、蛤粉各30克，枣（去核皮）240克。

【功能主治】治伤力吐血。

【用法用量】上为细末，加大萝卜1个，煮烂和前药为丸，如梧桐子大。每服80丸，临卧白汤送下。

12. 紫菀汤

【来源】清·《医略六书》卷三十。

【组成】人参、白芍药（炒）、桑叶4.5克，生地15克，紫菀6克，阿胶（蒲黄灰炒）、麦冬（去心）各9克，川贝6克（去心），米仁12克（炒）。

【功能主治】治吐血，脉虚微数者。

【用法用量】水煎，去滓温服。

13. 蒲黄散

【来源】宋·《太平圣惠方》卷六。

【组成】人参（去芦头）、赤芍药、当归（挫，微炒）、天门冬（去心，焙）、甘草（生用）各15克，蒲黄0.9克，黄芪（挫）、阿胶（捣碎，炒令黄燥）、生干地黄各30克。

【功能主治】治肺壅热气逆，吐血。

【用法用量】上为细散。每服3克，以粥饮调下，不拘时候。

14. 竹皮汤

【来源】宋·《全生指迷方》卷二。

【组成】人参、芍药、白术、桂心各30克，青竹皮、甘草（炙）、芎劳、黄芩、当归（洗）各1.8克。

【功能主治】治血症。由怒气伤肝胆，血随呕出，胸中痞闷，呕毕则目睛痛而气急。

【用法用量】上为散。每服15克，水200毫升，煎至120毫升，去滓温服。

15. 阿胶散

【来源】清·《仁斋直指方论》卷二十六。

【组成】人参、茯苓、生地黄干、天门冬（水浸，去心）、北五味子各0.3克，阿胶（炒酥）、白及各6克。

【功能主治】治肺破咳血，唾血，肺燥咳嗽不止。

【用法用量】上白及别为末，余药挫散。每服9克，水150毫升，加蜜两大匙，秫米百粒，生姜5片同煎，临热入白及少许，食后服。

16. 固元汤

【来源】明·《丹台玉案》卷四。

【组成】人参、五味子各15克，黄芪、甘草、枣红各6克。

【功能主治】治元气不足，以致血汗。

【用法用量】水煎，温服。

17. 竹茹汤

【又称】竹皮汤

【来源】唐·《千金要方》卷三。

【组成】人参、芍药、桔梗、芎䓖、当归、甘草、桂心各30克，竹茹2升，干地黄120克。

【功能主治】治妇人汗血、吐血、尿血、下血。

【用法用量】以水1000毫升，煮取500毫升，分3次服。

18. 四维散

【来源】明·《景岳全书·新方八阵》卷五十一方。

【组成】人参30克，制附子、干姜各6克，炙甘草3～6克，乌梅肉1.5～3克。

【功能主治】治脾肾虚寒，滑脱至甚，或泄利不能上，或气虚下陷，二阴血脱不能止者。

【用法用量】水煎，分两次服。

19. 散血消肿汤

【来源】明·《医学入门》卷七。

【组成】人参、莪术各2.1克，川芎4克，当归尾、半夏各3克，木香、五灵脂、官桂、芍药各1.5克，甘草1.2克。

【功能主治】治血胀。烦躁，漱口不咽，深思迷忘，小便利，大便黑。

【用法用量】加生姜，大枣，水煎服。

二十三、头痛

头痛：通常是指局限于头颅上半部，包括眉弓、耳轮上缘和枕外隆突连线以上部位的疼痛。

临床表现：紧张性头痛的特征是几乎每日双枕部非搏动性持续性钝痛，如带子紧束头部或呈头周缩箍感，压迫感或沉重感。许多病人可伴有头昏、失眠、焦虑或抑郁等症状。偏头痛发作时，常见单侧颞部或眼眶后搏动性头痛，也可为全头痛，单或双侧额部头痛等，常伴恶心 呕吐 畏光或畏声 疲劳感等。丛集性头痛一般无前兆，疼痛多见于一侧眼眶或（及）额颞部。丛集发作期内1次接1次成串发作，表现短暂得极剧烈单侧持续的非搏动性头痛，且始终为单侧头痛，病人坐立不安或前俯后仰地摇动，部分病患会用拳击头部以缓解疼痛；头痛可伴同侧眼结膜充血、流泪、眼睑水肿或鼻塞、流涕等。脑肿瘤头痛是颅内肿瘤占位导致的头痛，脑肿瘤时颅骨内压增高并逐渐加重导致头痛。

千金一笑散

【来源】明·《丹台玉案》。

【组成】人参、北细辛、秦艽、甘菊花各 4.5 克，白芷、甘草、当归、薄荷各 6 克，葱白 5 枚。

【功能主治】治诸般头痛并一切头风。

【用法用量】水煎服。

二十四、眩晕

眩晕：是目眩和头晕的总称，以眼花、视物不清和昏暗发黑为眩；以视物旋转，或如天旋地转不能站立为晕，因两者常同时并见，故称眩晕。

临床表现：真性眩晕（周围性、前庭外周性）：呈阵发性的外物或本身的旋转、倾倒感、堕落感，症状重，多伴有明显的恶心、呕吐等植物神经症状，持续时间短，数十秒至数小时，很少超过数天或数周者。因多见于前庭外周性病变。假性眩晕（中枢性、脑性）：为外物或自身的摇晃不稳感，或左右或前后晃动，注视活动物体时，或嘈杂环境下加重。症状较轻，伴发植物神经症状不明显，持续时间较长，可达数月之久，多见于脑部和眼部等疾患。

1. 加味二陈汤

【来源】明·《古今医统大全》卷五十三。

【组成】人参、陈皮、半夏、茯苓、黄芩、川芎各 3 克，甘草、木香（磨汁）各 1.5 克。

【功能主治】治气郁痰火眩晕。

【用法用量】用水 200 毫升，加生姜 3 片，煎七分，食后服。

2. 山茱萸散

【来源】明·《医学入门》卷八。

【组成】人参、甘菊、山药、茯神、川芎各 15 克，山茱萸 30 克。

【功能主治】治风眩头晕。

【用法用量】上为末。每服 6 克，茶清或酒调下。

3. 旋覆花汤

【来源】宋·《济生方》卷二方。

【组成】人参、甘草、白术各 15 克，旋覆花、半夏、橘红、炮姜各 30 克。

【功能主治】治中脘伏痰，吐逆眩晕。

【用法用量】研为粗末，每服 12 克，加生姜 7 片，水煎，不拘时服。

二十五、中风

中风：是以突然晕倒、不省人事，伴口角歪斜、语言不利、半身不遂，或不经昏扑仅以口歪、半身不遂为临床主症的疾病。因发病急骤，症见多端，病情变化迅速，与风之善行数变特点相似，故名中风、卒中。

临床表现：突然昏厥，不省人事，伴有口眼㖞斜，语言不利，半身不遂；或仅有㖞僻不遂为主要表现。

1. 续命汤

【来源】明·《医学纲目》卷十一。

【组成】人参、桂心、当归、独活、黄芩、干姜（炮）、甘草各 22.5 克，石膏 30 克，杏仁 40 枚。

【功能主治】治卒中，半身不遂，手足拘急，不得屈伸，身体冷，或智或痴，或身强直不语，或狂言不可名状，角弓反张，或饮食，或不用食，大小便不利。

【用法用量】以水 1000 毫升，煮取 500 毫升，分温 3 服，日 2 服，取汗。

2. 大续命汤

【来源】唐·《备急千金要方》卷八方。

【组成】人参、干姜、石膏、当归、桂心、甘草各 30 克，麻黄、川芎各 90 克，杏仁 40 枚。

【功能主治】治大风经脏，奄忽不能言，四肢垂曳，皮肉痛痒不知。多用于产后及老幼等体质虚弱的患者。

【用法用量】为粗末，水煎，分3次服。

3. 小续命汤

【来源】唐·《备急千金要方》卷八方。

【组成】人参、麻黄、防己、黄芩、桂心、甘草、芍药、川芎、杏仁各30克，附子3克，防风45克，生姜150克。

【功能主治】治中风，口眼㖞斜，筋脉拘急，半身不遂，舌强不能语，或神情闷乱。

【用法用量】研为粗末，先以水煮麻黄，去上沫，再入诸药同煮，分3次服。

4. 全身饮

【来源】清·《辨证录》卷二。

【组成】人参、黄芪、巴戟天各30克，半夏9克，附子3克。

【功能主治】治猝倒之后致半身不遂。

【用法用量】水煎服。

5. 小风引汤

【来源】唐·《备急千金要方》卷七。

【组成】人参、独活、茯苓各90克，防风、甘草、干姜各60克，附子3克，大豆约1000克。

【功能主治】中风腰脚疼痛者。

【用法用量】以水1000毫升，酒300毫升，煮取500毫升，分4次服。

6. 附子散

【来源】唐·《备急千金要方》卷八方。

【组成】人参、细辛、防风、干姜各180克，附子、桂心各150克。

【功能主治】治中风手臂不仁，口面歪僻。

【用法用量】研为细末，每服1.5克，酒送下，日3次。

7. 顺气散

【来源】元·《瑞竹堂经验方》方。

【组成】人参、沉香、白芷、甘草、青皮（去瓤）各 15 克，炙乌药 30 克，煨白术 120 克。

【功能主治】治腰腿痛，半身不遂，手足不能屈伸，口眼㖞斜。

【用法用量】加生姜、木瓜各 3 片，紫苏叶 5 叶，大枣 1 枚，水煎去渣，空腹服。

8. 参芪术附汤

【来源】清·《医学集成》卷二。

【组成】人参、北芪、焦术各 30 克，附子 15 克。

【功能主治】治中风脱证。

【用法用量】水煎服。

9. 三生饮

【来源】清·《傅青主男科》。

【组成】人参 30 克，生半夏、生南星各 9 克，附子 3 克。

【功能主治】固正气，祛痰。治跌倒昏迷，或自卧而趴在床上，中风不语。

【用法用量】水煎，急灌之。

10. 中风方

【组成】细辛 180 克，人参 180 克，防风 180 克，干姜 180 克，附子 150 克，桂心 150 克。

【功能主治】祛风散寒，益气和营。主治中风，手臂不仁，口眼歪斜等。

【用法用量】将上药研细后过筛。每次取用 10 克，用酒送服，每日 3 次，稍增之。

二十六、痹症

痹证：是由风、寒、湿、热等引起的以肢体关节及肌肉酸痛、麻木、重着、屈伸不利，甚或关节肿大灼热等为主症的一类病证。

临床表现：主症为关节肌肉疼痛，屈伸不利。若疼痛游走，痛无定处，时见恶风发热，舌淡苔薄白，脉浮，为行痹（风痹）；疼痛较剧，痛有定处，遇寒痛增，得热痛减，局部皮色不红，触之不热，苔薄白，脉弦紧，为痛痹（寒痹）；若肢体关节酸痛重着不移，或有肿胀，肌肤麻木不仁，阴雨天加重或发作，苔白腻，脉濡缓，为着痹（湿痹）；关节疼痛，局部灼热红肿，痛不可触，关节活动不利，可累及多个关节，伴有发热恶风，口渴烦闷，苔黄燥，脉滑数，为热痹。

1. 附子汤

【来源】唐·《备急千金要方》卷七方。

【组成】人参、芍药、桂心、甘草、茯苓各90克，白术120克，附子3枚。

【功能主治】治湿痹缓风，体痛如折，肉如锥刺刀割。

【用法用量】研为粗末，水煎，分3次服。

2. 发动汤

【来源】清·《石室密录》卷一。

【组成】人参、防风、半夏、羌活各3克，茯苓9克，黄芪15克。

【功能主治】治手足麻木。

【用法用量】水煎服。

3. 木瓜丸（中成药）

【来源】《中华人民共和国药典》1990年版一部。

【组成】人参、狗脊（制）、鸡血藤、制川乌、制草乌各40克，木瓜、当归、川芎、白芷、威灵仙、海风藤各80克，牛膝160克。

【功能主治】能祛风散寒，活络止痛。治风湿痹痛，四肢麻木，周身疼痛，腰膝无力，步履维艰。

【制法】将木瓜、威灵仙、鸡血藤、牛膝、制川乌、制草乌、人参研为细粉；其余无味以水煎煮两次，合并煎液，与药粉泛丸，干燥，包糖衣，打光既得。每10丸重1.8克。

【用量用法】每服 30 丸，日 2 次。

4. 白术汤

【来源】宋·《圣济总录》卷十。

【组成】人参、桂心（去粗皮）、白术、防己各 90 克，附子（炮裂，去皮脐）15 克，甘草（炙，挫）75 克，当归（焙）、芍药各 30 克。

【功能主治】治历节风，四肢疼痛不可忍。

【用法用量】上挫，如麻豆大。每服 6 克，水 150 毫升，加生姜 3 片，煎至 100 毫升，入醋少许，更煎三四沸，去滓温服。

5. 圣灵丹

【来源】清·《重订通俗伤寒论》。

【组成】人参、炒防己、广木香、茯苓、木通各 7.5 克，炒苦葶苈 120 克。

【功能主治】湿伤筋络，脚跟骨脱落，动之则痛，艰于步行。

【用法用量】每服 30 丸，桑皮汤送下。

6. 人参汤

【来源】宋·《圣济总录》卷十。

【组成】人参、桂心（去粗皮）、防己、甘草（炙，挫）各 90 克，白术 120 克，乌头（炮裂，去皮脐）7 枚，防风（去叉）0.9 克，赤茯苓（去黑皮）60 克。

【功能主治】治节风疼痛，日夜发歇不可忍。

【用法用量】上挫，如麻豆大。每服 6 克，水 200 毫升，加生姜 3 片，同煎至 100 毫升，入醋少许，更煎三四沸，去滓温服，日二夜一。当觉热痹。未觉，加药末并醋，如前煎服，觉热痹即止。

7. 祛风定志汤

【来源】清·《张氏医通》卷十三方。

【组成】人参、防风、炒酸枣仁、当归各 3 克，志远 3.6 克，橘红、菖蒲、天南星、茯苓各 2.4 克，羌活、炙甘草各 1.5 克。

【功能主治】治心虚惊悸，不能言。

【用法用量】加生姜 5 片，水煎，不拘时服。

8. 宽气饮

【来源】明·《证治准绳·幼科》集二方。

【组成】人参 15 克，枳壳 30 克，天麻、炒僵蚕、羌活、炙甘草各 9 克。

【功能主治】治小儿风瘫壅满，风伤于气，不能语言。

【用法用量】研为粗末，每服 6 克，加生姜 3 片，水煎，不拘时服。

9. 解风散

【来源】金·《宣明论方》卷二方。

【组成】人参、川芎、独活、甘草、麻黄（去节，洗，焙）各 30 克，细辛 15 克。

【功能主治】治风盛寒热，头目昏眩，肢体疼痛，手足麻痹，上隔壅滞。

【用法用量】水煎服。

10. 赤箭汤

【来源】唐·《元和纪用经》。

【组成】人参、赤箭、麻黄（去根节）、黑附子（炮）、前胡、防风（无叉枝者）、羌活、白术各 60 克，当归 90 克。

【功能主治】治偏水，手足不遂，痹痛，心神昏冒。

【用法用量】上为末，如麦豆状。每服 15 克，水 300 毫升，宿浸，密封于器，旦起文武火煎，三分减一，加生姜 5 片，煎五六沸，去滓，入酒 50 毫升，同煎，分二服，一日 3 次，不拘时候。

二十七、厥证

厥证：以突然昏倒、不省人事，或伴有四肢逆冷为主要临床表现的病证，又称暴厥、尸厥等。发病后多可在短期内神志苏醒，重者也可一厥不复。

临床表现：虚厥，证见面白口张，呼吸微弱，汗出肢冷，脉沉微细。实厥，证见呼吸气粗，肢体强直，牙关紧闭，脉沉实或沉伏。

1. 清镇丸

【来源】金·《素问病机气宜保命集》卷下方。

【组成】人参180克，柴胡、半夏各240克，黄芩90克，炙甘草、生姜各60克，大枣10枚，青黛15克。

【功能主治】治热厥。

【制法】研为细末，面糊为丸，梧桐子大。每服50丸生姜汤送下。

2. 八味顺气散

【来源】元·《世医得效方》卷三方。

【组成】人参、炒白术、茯苓青皮、白芷、陈皮、乌药各30克，炙甘草15克。

【功能主治】治气厥身冷，喉间涎壅，牙关紧急，状似中风者。

【用法用量】研为粗末，每服9克，水煎服。日2～3次。

3. 启迷丹

【来源】清·《串雅内编》卷一方。

【组成】人参、生半夏各15克，菖蒲6克，菟丝子30克，甘草0.9克，茯神9克，皂角、生姜各3克。

【功能主治】治发厥，口不能言，目闭手撒，喉中做酣声，痰气甚盛。

【用法用量】水煎服。

4. 独参汤

【来源】元·《十药神书》方。

【组成】人参30克。

【功能主治】能益气固脱。治元气大亏，阳气暴脱，面色苍白，神情冷淡，肢冷汗出，脉细微欲绝者。

【用法用量】研为粗末，加大枣5枚，水煎，不拘时候。

5. 参附汤

【又称】附参汤；转厥安产汤。

【来源】明·《校注妇人良方》。

【组成】人参15克，附子（炮，去皮脐）30克。

【功能主治】回阳、益气、固脱。治元气大亏，阳气暴脱，汗出厥逆，喘促脉微。

【用法用量】姜、枣水煎，徐徐服。

6. 四逆加人参汤

【来源】东汉·《伤寒论》方。

【组成】人参、生附各3克，炙甘草、干姜各6克。

【功能主治】治阳气衰微，阴液内竭，四肢厥逆，恶寒脉微，下利而利忽止。

【用法用量】水煎，分2次温服。

7. 回阳汤

【来源】明·《丹台玉案》卷二。

【组成】人参6克，大附子9克，白术、干姜各3克，广木香4.5克。

【功能主治】治阳脱。

【用法用量】水煎，热服。

8. 加味三生饮

【来源】清·《辨证录》卷二。

【组成】人参、白术各30克，附子、南星、半夏、菖蒲、志远各3克，生枣仁9克。

【功能主治】治身忽猝倒，两目紧闭，昏迷不识人。

【用法用量】水煎服。

9. 参枣汤

【组成】人参30克，大枣5枚。

【功能主治】扶危救脱，大补元气。主治呼吸微弱，元气大亏，面色苍白，脉微欲绝，肢冷汗多，阳气暴脱等。

【用法用量】将人参研成粗末，加大枣，用水煎服。或将其水煎浓汁，饮服。

10. 十生丸

【来源】明·《普济方》卷一一六。

【组成】人参、全蝎各0.3克，干姜、半夏、天南星、白僵蚕、川乌（去皮尖）、白附子、干葛各30克，附子（去皮尖）各3克。

【功能主治】回阳，止惊。治瘫痪。

【用法用量】为末，生姜自然汁煮糊为丸，如梧桐子大，以蛤粉为衣。每服30丸，生姜自然汁调汤吞下，不拘时候。

二十八、胸痹

胸痹：胸痹是指胸部闷痛，甚则胸痛彻背，气短喘息不得卧为主症的一种疾病，轻者仅感胸闷如窒，呼吸欠畅，重者则有胸痛，严重者心痛彻背，背痛彻心。

临床表现：以胸部憋闷、疼痛，甚则胸痛彻背，短气，喘息不得卧等为主要表现。

1. 桂枝四七汤

【来源】清·《杂病源流犀烛·脏腑门》卷六方。

【组成】人参、苏叶、炙甘草各1.5克，桂枝、半夏各6克，酒白芍4.5克，茯苓、厚朴、枳壳各2.1克。

【功能主治】治寒气客于背俞之脉，而致心痛。

【用法用量】生姜3片，大枣2枚，水煎服。

2. 白术四逆汤

【来源】清·《医醇剩义》卷一。

【组成】人参、茯苓各6克，白术、附子各9克，干姜3克，甘草1.5克，大枣3枚。

【功能主治】治厥心痛，手足厥逆，身冷汗出，便溺清利，甚者朝发夕死者。

【用法用量】水400毫升，煎100毫升，微温服。

3. 加味四七汤

【来源】元·《世医得效方》卷四方。

【组成】人参、苏叶、桂枝、白芍、半夏各30克，茯苓、姜厚朴、炒枳壳、炙甘草各15克。

【功能主治】治寒邪客搏心痛。

【用法用量】研粗末，每服12克，加生姜7片，大枣2枚，水煎，食前服。

4. 赤茯苓汤

【来源】宋·《圣济总录》卷十九方。

【组成】人参、赤茯苓（去黑皮）、半夏（汤洗去滑）、柴胡（去苗）、前胡（去芦头）、桂心（去粗皮）、桃仁（汤浸，去皮尖、双仁，炒）各0.9克，甘草（微炙）0.3克。

【功能主治】治心痹，胸中满闷，心中微痛，烦闷不能食。

【用法用量】研为粗末，每服5克，加生姜5片，大枣2枚，水煎去渣，不拘时热服。

5. 生脉饮

【来源】金·《内外伤辨惑论》卷中方。

【组成】人参15克，麦门冬、五味子各9克。

【功能主治】益气复脉，养阴生津。治气阴不足，体倦气短口渴多汗，咽干舌燥，久咳伤肺，气阴两虚，干咳自汗，肢体痿弱，脚软眼黑等症。

【用法用量】水煎服，日1剂，早晚各服1次。

6. 茱萸汤

【来源】日·《医心方》卷九。

【组成】人参、甘草（炙）各30克，生姜、半夏、桂心、吴茱萸各90克，大枣30个。

【功能主治】治胸中积冷，心下淡水，烦满汪汪，不下饮食，心胸应背欲痛。

【用法用量】以水 1000 毫升，煮取 450 毫升，纳白蜜 50 毫升，分 3 次服。

7. 细辛附子汤

【来源】明·《普济方》卷一六〇。

【组成】人参、石菖蒲各 30 克，附子（炮）、细辛、甘草各 15 克，五味子 60 克。

【功能主治】治心咳恶寒，上引心痛，喉中介介然如梗，甚则咽喉肿痛，脉紧口噤。

【用法用量】上为散。每次 9 克，水 200 毫升，加生姜 5 片，煎至八分，去滓服。

8. 冠心病方 1

【组成】人参、竹茹各 12 克，胆南星、茯苓、半夏、枳实、橘红、石菖蒲各 10 克，甘草 6 克。

【功能主治】豁痰开窍，宽胸止痛。冠心病、心绞痛。

【用法用量】将上药用水煎服，每日 1 剂，分 3 次服用。

9. 冠心病方 2

【组成】人参、竹茹、陈皮、枳实、远志、法半夏各 10 克，丹参、茯苓、枣仁各 15 克，甘草 6 克。

【功能主治】益气活血，化痰祛湿。主治冠心病属气虚痰瘀互结者。

【用法用量】用水煎服。

10. 冠心病方 3

【组成】人参、红花、炙甘草各 6 克，茯神、龙骨、炒枣仁、丹参各 20 克，枸杞子、当归、炒白芍 15 克。

【功能主治】活血利气，养心安神。主治冠心病。

【用法用量】用水煎服。

11. 冠心病方 4

【组成】人参 10 克，川芎 25 克，柴胡 20 克，当归、附子、炙甘草、半夏各 15 克，生姜、大枣各 12 克，黄芩 9 克。

【功能主治】冠心病、心肌梗死、心绞痛。

【用法用量】将上药加水煎沸 15 分钟后，滤出药液，再加水煎 20 分钟，过滤去渣，将两煎所得得药液兑匀，分次服用，每日 1 剂。

12. **冠心病方 5**

【组成】白人参、生蒲黄（包煎）、川芎各 10 克，黄芪 30 克，乌药 12 克，丹参 20 克，红花、檀香各 6 克。

【功能主治】益气温阳，活血化瘀。主治冠心病、心绞痛等。

【用法用量】将上药共研成细末，炼蜜为丸，每丸重 12 克。每次服 2 丸，口服 3 ~ 4 次，半月为 1 个疗程。

13. **冠心病方 6**

【组成】人参、甘草各 6 克，黄芪 15 克，肉桂 3 克，当归、赤芍各 12 克，川芎 9 克。

【功能主治】具有补益心气的功能。适用于心气虚弱引起的胸痛。症见胸痛隐隐、时轻时重、时作时休，胸闷不舒，心悸、气短、自汗、倦怠，活动后加重，面色白亮而无神，舌质淡，脉细或虚大无力。

【用法用量】水煎，分 3 次服，每日 1 剂。

14. **冠心病方 7**

【组成】人参、五味子、桂枝各 6g，麦冬、生姜各 9g，炙甘草 12g，生地 15g，大枣 6 枚。

【功能主治】具有益气养阴的功能。适用于气阴两虚引起的胸痛。症见胸膺隐痛，绵绵不休，时轻时重，心悸不宁，多梦失眠，自汗短气或气喘，活动后尤为明显，自觉发热，舌干少津，小便黄赤，舌红少苔，脉细或数而无力，或结代。

【用法用量】水煎，分 3 次服，每日 1 剂。

15. **双龙补膏**

【组成】人参、龙眼肉、龙芽草、黄芪、丹参各等量，蜂蜜适量。

【功能主治】降压降脂，活血通脉。适用于高血压、冠心病等。

【用法用量】将诸药加水煎 2 次，两液合并，去渣用文火炼熬至浓稠时，调入蜂蜜混匀即成。每次服 15～30 毫升，每日 2 次，温开水送服。

16. 心脏病方

【组成】生地黄 45 克，炒枣仁 30 克，丹参 25 克，炙甘草 12 克，麦冬 10 克，桂枝 9 克，阿胶 6 克，人参 6 克，大枣 10 枚，生姜 3 克。

【功能主治】肺源性心脏病。

【用法用量】将上药加乙醇 7 升，水 8 升，先煮 8 味，取 3 升去渣，每次温服 1 升，每日 3 次。

二十九、自汗、盗汗

自汗、盗汗：自汗、盗汗是指由于阴阳失调，腠理不固，而致汗液外泄失常的病证。不因外界环境因素的影响，而白昼时时汗出，动辄益甚者，称为自汗；寐中汗出，醒来自止者，称为盗汗，亦称为寝汗。

临床表现：自汗，不因外界环境影响，在头面、颈胸，或四肢、全身出汗者，昼日汗出溱溱，动则益甚为自汗。盗汗，睡眠中汗出津津，醒后汗止。

1. 人参建中汤

【来源】明·《景岳全书·古方八阵》卷五十三方。

【组成】人参 60 克，炙甘草、桂枝、生姜各 90 克，大枣 12 枚，芍药 30 克，饴糖 1000 克。

【功能主治】治虚劳自汗。

【用法用量】水煎去滓，纳饴糖微火稍煎，分 3 次服。

2. 收汗丹

【来源】清·《类证治裁》卷二。

【组成】人参、黄芪、麦冬、熟地各 30 克，当归、枣仁各 15 克，五味子 9 克，甘草 3 克。

【功能主治】实卫。治大汗亡阳，津脱。

【用法用量】水煎服。

3. 四白汤

【来源】明·《医学入门》卷七。

【组成】人参、白术、白芍、白茯苓、扁豆、黄芪各3克，甘草1.5克。

【功能主治】治色疸，房事过伤，发黄，小腹连脐下痛，神思倦怠头目昏重，自汗。

【用法用量】加生姜、大枣，水煎服。

4. 自汗方1

【组成】人参12克，黄芪30克，炙甘草5克，当归、陈皮、升麻、柴胡各3克，白术15克，防风6克，生姜3片。

【功能主治】具有补气，固表止汗的功能。适用于气虚引起的自汗。症见自汗常作，动则益甚，时时畏寒，气短气促，倦怠懒言，面色白亮而无神，平时不耐风寒，极易感冒，舌质淡，苔薄白，脉缓无力。

【用法用量】水煎，分3次服，每日1剂。

5. 自汗方2

【组成】人参适量。

【功能主治】自汗不止，元气虚弱，气虚卒中，外气邪气，脉微欲绝，痰喘气促，产后昏迷，妇人崩产脱血等。

【用法用量】清水浓煎顿服，分量随人随症。

三十、阳痿

阳萎：即阳事不举，或临房举而不坚之证。

临床表现：阴茎不能勃起进行性交，或虽能勃起但勃起不坚，不能维持和完成正常的性交。

1. 参茸片

【组成】人参、鹿茸。

【功能主治】补气血、益心肾。用于体虚怕冷、心悸气短、腰膝酸软、阳痿遗精。

【用法用量】将人参和鹿茸切成薄片。口服，每次 3 ~ 5 片，每日 2 次。

2. 助阳丸

【组成】人参、鹿茸、菟丝子、蝉蛾（炒）、钟乳粉、附子（炮）、肉苁蓉、黄芪各 30 克。

【功能主治】补肾壮阳，温养下元。主要适用于肾阳虚衰，命火不足所致的阳痿，临床以阳痿不冷，舌淡胖苔白润为辨证要点。也可作为中老年人滋养保健之用，久服能强壮身体，却老益寿。

【用法用量】上八味，捣为细末，炼蜜为丸，如梧桐子大。每服 12 丸，温酒或盐汤下，空心服。

3. 男宝（中成药）

【组成】人参、驴肾、狗肾、鹿茸、海马、当归、杜仲、阿胶、肉桂等。

【功能主治】壮阳补肾。适用于命门火衰，精气虚冷的阳痿、遗精，症见阳痿不举，神情萎顿，腰膝酸软，肢冷畏寒，舌淡脉细。凡性神经衰弱、性冷淡症、神经衰弱、慢性前列腺炎等见有上述证候者均可用。此外，腰肌劳损、骨质增生属肾阳虚者亦可用。注意服药期间节房事。

【用法用量】制成胶囊，每粒重 0.3 克。口服，每次 2 ~ 3 粒，每日 2 次。

4. 参茸卫生丸（中成药）

【组成】人参、鹿茸、肉苁蓉、龙眼肉、锁阳、何首乌、琥珀、酸枣仁、当归、杜仲炭等。

【功能主治】补肾壮阳，健脾益气。适用于阳事不举，或举而不坚，头晕耳鸣，畏寒肢冷，腰膝酸软，或早泄、精泄清冷，舌淡苔白，脉沉细者。

【用法用量】制成蜜丸，每丸重 9 克。口服，成人每次 1 丸，每日 2 次，空腹温开水送服。

5. 补肾斑龙丸（中成药）

【组成】人参、鹿茸、鹿鞭、貂鞭、淫羊藿、肉苁蓉、韭菜子、熟地黄、附子、黄芪、当归、酸枣仁、柏子仁。

【功能主治】温肾壮阳，益气安神。适用于性功能障碍兼心神不宁的患者。症见腰酸膝软，阳痿早泄，精神紧张，失眠梦遗，气短乏力，房事汗多，舌淡脉虚。阴虚内热者忌服。

【用法用量】制成片剂，每片含生药0.25克。口服，每次4～6片，每日2次。

6. 鹿茸补涩丸（中成药）

【组成】人参、鹿茸、花雕芪、菟丝子、桑螵蛸、莲肉、茯苓、肉桂、山药、附子、桑白皮、龙骨、补骨脂、五味子各等份。

【功能主治】补肾当涩精。治疗下元虚冷，封藏失司，固摄无力所致之尿频、尿浊、尿有余沥，或阳痿早泄，腰膝酸软等症。本方也可用于中老年人养生保健，久服轻身健体，却老延年。

【用法用量】上药研末，制成丸剂。每丸9克。口服，每日2次，每1丸。

7. 强肾片（中成药）

【组成】人参茎叶皂苷、熟地黄、鹿茸、山茱萸、山药、茯苓、丹皮、泽泻、补骨脂、杜仲、枸杞子、桑葚、益母草、丹参。

【功能主治】补肾益精，滋阴壮阳。适用于肾阴阳俱虚所致的性功能障碍，阳痿早泄，遗精腰痛，腰酸膝软，神疲体倦，不耐寒热，舌淡苔少，脉虚无力。

【用法用量】制成片剂，每片0.3克。口服，每次4～6片，每日3次，用淡盐水或温开水送服。

8. 参茸丸（中成药）

【组成】人参、鹿茸、小茴香、陈皮、巴戟天、菟丝子、白术、山药、黄芪、茯苓、怀牛膝、肉苁蓉、肉桂、当归、枸杞子、熟地黄、白芍、甘草等。

【功能主治】滋阴补肾益精壮阳。适用于肾虚肾亏，阳痿早泄，梦遗滑清，腰腿酸痛，形体瘦弱，气血两亏。

【用法用量】制成蜜丸。口服，大蜜丸每次1丸，每日2次；小蜜丸9克，每日2次。

9. 人参鹿茸丸（中成药）

【组成】人参、鹿茸、补骨脂、巴戟天、当归、杜仲、牛膝、菟丝子、茯苓、黄芪、龙眼肉、五味子、黄柏、香附、冬虫夏草等。

【功能主治】滋肾益气、补血生精。适用于精血亏损引起的气血两亏，精神不振，目暗耳聋，阳痿遗精，自汗盗汗，腰膝酸软及子宫虚寒、崩漏带下。

【用法用量】制成丸剂。口服，每次1丸，每日1~2次。

10. 河车参茸丸（中成药）

【组成】人参、鹿茸、肉苁蓉、白术、茯苓、肉桂、淫羊藿、远志、木香、紫河车、菟丝子、薏苡仁、补骨脂、枣仁、白蔻、车前子、莲肉等。

【功能主治】滋阴补肾、益精助阳。适用于肾气不足气血两亏，失眠健忘，形体瘦弱，津枯便秘，小便不禁等。

【用法用量】制成丸剂。口服，每次1丸，每日2次。

11. 鹿茸丸（中成药）

【组成】人参、白茯苓、熟干地黄、肉苁蓉、菟丝子、附子（炮）、薯蓣、远志、桂心、牛膝、杜仲、巴戟、续断、五味子、山茱萸、泽泻、补骨脂、舌床子各30克，鹿茸60克，磁石60克。

【功能主治】温补肾阳，滋养精气，驻颜养容，强壮筋骨。适宜于肾阳不足，症见腰膝酸软、冷痛，阳痿遗精，性功能减退者，变可用于中老年人的滋补保健。久服轻身健体，益寿延年。

【用法用量】上为末，入磁石研令匀，炼蜜为丸，如梧桐子大。每服30丸，空心以温酒送下。每日2次。

12. 龟龄集（中成药）

【组成】人参、黄毛鹿茸、地黄、补骨脂、石燕、熟地黄、急性子、大
表盐、细辛、砂仁、杜仲、麻雀脑、丁香、蚕蛾、硫黄、蜻蜓、朱砂、肉苁
蓉、地骨皮、生黑附子、天门冬、甘草、穿山甲、枸杞子、淫羊藿、海马、
锁阳、牛膝、菟丝子等。

【功能主治】补肾壮阳。适用于阳痿，阴寒腹痛，腰膝酸软无力等。

【用法用量】制成水丸。口服，每次 1.5 克，每日 1～2 次。

13. 龟鹿滋补丸（中成药）

【组成】人参、鹿茸、龟胶、鹿胶、熟地黄、沉香、天冬、当归、五味
子、陈皮、肉桂、茯苓、麦冬、枸杞子、山药、附子、锁阳、小茴香、杜
仲、莲须、葫芦巴、甘草、补骨脂、淮盐、覆盆子、远志、党参、川芎、菟
丝子等。

【功能主治】温肾固精。适用于心肾亏虚，目眩耳鸣，腰膝酸痛，四肢
无力。

【用法用量】制成蜜丸。口服，大蜜丸每次 2 丸，每日 3 次；小蜜丸每
次 6～12 克，每日 3 次。

14. 参茸补丸（中成药）

【组成】人参、鹿茸、熟地黄、补骨脂、山药、覆盆子、砂仁、枸杞
子、何首乌、韭菜子、肉苁蓉、白术、肉桂、茯苓、附子、木香、山茱萸、
驴肾、杜仲炭、甘草、怀牛膝、泽泻、狗肾、锁阳、莲须、车前子、核桃
仁、川楝子等。

【功能主治】补肾壮阳、填精益髓。适用于气血两亏，肾虚阳痿，腰腿
酸软，精冷稀薄。

【用法用量】制成大蜜丸。口服，每次 1 丸，每日 2 次。

15. 参茸酒

【组成】人参 30 克，鹿茸 20 克，龙滨酒 500 毫升。

【功能主治】补气益血，活络祛湿，壮阳耐寒。食欲不振，疲乏神倦，

失眠健忘，腰腿酸软等。

【用法用量】将人参、鹿茸浸泡在龙滨酒内，10 日后，即可饮用。口服，每日 2~3 次，每次 20 毫升，或佐餐饮用。

三十一、遗精

遗精：在非性交的情况下精液自泄，称之为遗精，又名遗泄、失精。在梦境中之遗精，称梦遗；无梦而自遗者，名滑精。

临床表现：在非性交的情况下精液自泄。

1. 秘传龙骨锁精丹

【来源】明·《仁斋直指附遗》卷十。

【组成】人参（去芦）30 克，白龙骨（煅）75 克，牡蛎（煅）60 克，知母、猪苓各 15 克，黄柏 18 克，远志（甘草煮汤，去心）45 克。

【功能主治】治梦遗滑精。

【用法用量】上为细末，酒糊为丸，如梧桐子大。口服，每服四五十丸，空心以盐酒或盐汤送下。

2. 固真秘元煎

【来源】清·《医级》卷九。

【组成】人参、龙齿各 3 克，菟丝子 9 克，五味子 1.5 克，茯苓、桑螵蛸、车前各 4.5 克，芡实、金樱子各 6 克。

【功能主治】治久带，久淋，梦与鬼交，并治男子梦遗精滑。

【用法用量】水煎服。

3. 茯苓丸

【来源】宋·《杨氏家藏方》卷八。

【组成】人参（去芦头）、龙齿、益智（去壳）、故破纸（炒）、远志（去心）、石菖蒲各 60 克，菟丝子（酒浸一宿，别捣，焙干）150 克，白茯苓（去皮）90 克。

【功能主治】治真元气弱，荣卫俱虚，精滑不固，神气消耗。

【用法用量】上为细末，炼蜜为丸，如梧桐子大。口服，每服 100 丸，空心，食前煎灯心汤送下。

4. 龟鹿二仙胶

【又称】二仙胶；龟鹿二仙膏。

【来源】清·《兰台轨范》卷一方。

【组成】人参450克，鹿角4800克，败龟版2400克，枸杞子300克。

【功能主治】能大补精髓，益气养神，治肾气衰弱，腰背酸痛，遗精目眩。

【用法用量】前两味另熬膏，慢火熬炼成胶。口服，每服4.5～6克，空腹酒化下。

5. 河车封髓丹

【来源】明·《症因脉治》。

【组成】人参、天门冬、熟地黄、紫河车。

【功能主治】治腹痛遗精，小便时时变色，足挛不能伸，骨痿不能起，房劳精竭者。

【用法用量】制成丸剂。口服，原方无用量。

6. 温胆汤

【来源】清·《笔花医镜》卷二。

【组成】人参、陈皮、茯苓、远志、五味子各3克，熟地、炒枣仁各9克，制半夏4.5克，枳实2.4克，炙甘草1.5克。

【功能主治】治胆气虚寒，梦遗滑精。

【用法用量】上加生姜3片，大枣1枚，水煎。口服。

7. 黄连清心饮

【又称】黄连清心汤

【来源】宋·《内经拾遗方论》卷二。

【组成】人参、黄连、生地（酒洗）、归身、炙甘草、茯神、酸枣仁、远志、石莲肉（去壳）。

【功能主治】治白淫，遗精，精滑。

【用法用量】水煎。口服，食后服。

8. 续阴救绝汤

【来源】清·《辨证录》卷八。

【组成】人参60克，白术90克，附子、巴戟天各30克。

【功能主治】补阳。治房事大泄，精尽阳脱。

【用法用量】水煎。口服。1剂血止，二剂阴生，连服四剂，可以不死。

9. 遗精方1

【组成】人参、甘草各6克，黄芪、麦冬、车前子、石榴肉各12克，地骨皮9克，茯苓15克。

【功能主治】具有清心泻火，安神涩精的功能。用于治疗心火旺盛引起的遗精。症见昼则心悸不安，夜则多梦遗精，易惊，健忘，或兼小便黄赤，舌尖红，脉数。

【用法用量】水煎，分次服，每日1剂。

10. 遗精方2

【组成】人参6克，桑螵蛸、龙骨、龟板各15克，石菖蒲、当归各12克，远志9g。

【功能主治】具有补益心肾，止遗固精的功能。用于治疗心肾两虚引起的遗精。症见多有梦而遗，腰酸或痛，精神疲倦，心悸，失眠，健忘，舌质淡白，脉细弱。

【用法用量】水煎，分3次服，每日1剂。或共研为散剂，每次6g，每日2次，用温开水送服。

三十二、消渴（糖尿病）

消渴：以多饮、多食、多尿、身体消瘦或尿有甜味为特征的疾病。根据多饮、多食、多尿的程度分上、中、下消。

临床表现：上消，证见烦渴多饮，口干舌燥，尿频量多。舌质红少津，苔薄黄，脉洪数。中消，证见多食易饥，形体消瘦，大便干结。舌苔黄干，脉滑数。下消，证见尿频量多，混浊如脂膏，尿甜，口干，头晕，腰腿酸痛。舌质红少津，脉细数。

1. 清上止消丹

【来源】清·《辨证录》卷六方。

【组成】人参9克，麦门冬60克，天门冬、金银花各30克，生地黄、茯苓各15克。

【功能主治】治消渴，气喘痰嗽，面红虚浮，口舌腐烂，咽喉肿痛，得水则解，每日饮水约一斗，属肺消者。

【用法用量】研为粗磨，水煎服，分两次服。

2. 黄芪汤

【来源】宋·《鸡峰普济方》卷十九。

【组成】人参、黄芪、茯神、瓜蒌根、甘草各45克，麦门冬、熟干地黄各75克。

【功能主治】止渴退热。治男子消渴，小便极多，水饮一斗，小便一斗。

【用法用量】水煎服，先服肾气丹，补其虚损，食后宜此药。

3. 加减白术散

【来源】清·《杂病源流犀烛》卷十七。

【组成】人参、白术、茯苓各3克，葛根6克，木香、知母、黄柏、甘草各1.5克，五味子九粒。

【功能主治】治中消，饮食多，不甚渴，小便数，肌肉瘦；或消谷善饥者。

【用法用量】水煎服。

4. 肾沥汤

【来源】宋·《圣济总录》卷五十八。

【组成】人参15克，白羊肾一具（去脂膜，切），黄芪（锉）、杜仲（锉，炒）、五味子、生姜（切）各45克，生干地黄30克，枣五枚（去核），磁石90克（捶碎，棉裹）。

【功能主治】治消渴，小便白浊如脂。

【用法用量】上除羊肾、磁石外锉碎，分为二剂。先用水 2000 毫升，煎肾与磁石至 800 毫升，去肾下诸药，再煎取八合，去滓，食前分两次服之。

5. 断渴汤

【来源】宋·《鸡峰普济方》卷十九。

【组成】人参、麦门冬、甘草、茯苓、干葛各 30 克，乌梅肉 60 克。

【功能主治】治消渴不止。

【用法用量】上为末，每服 9 克，以水一盏半，煎至六分，去滓温服。

6. 人参门冬汤

【来源】明·《医学入门》卷七。

【组成】人参、麦门冬、小麦、茯苓各 3 克，竹茹一团，白芍 2.4 克，甘草 1.5 克。

【功能主治】治虚热烦渴。

【用法用量】水煎服。

7. 人参养卫汤

【来源】清·《证治汇补》卷二。

【组成】人参、白术（炒）、麦门冬（去心）各 6 克，黄芪（蜜炒）、陈皮各 4.5 克，五味子十粒（研），炙甘草 2.1 克。

【功能主治】补气生津。治劳倦伤气，发热口渴，脉微数者。

【用法用量】加生姜、大枣，水煎，食前服。

8. 降糖素（中成药）

【来源】《中成药临床应用指南》

【组成】人参、五味子、暴马丁香、兴安杜鹃、大叶小檗、直立百部、干姜

【功能主治】降血糖、尿糖。主治因高糖食物引起的糖尿病及成人非胰岛素依赖型糖尿病。

【用法用量】口服，1次6片，每日3次，或遵医嘱，于饭前30分钟用温开水送下，小儿酌减。

9. 玉壶丸

【来源】《仁斋直指方论》。

【组成】人参、天花粉等分。

【功能主治】益气生津。主治消渴引饮无度。

【用法用量】上末，炼蜜丸桐子大。口服，每服30丸，麦门冬煎汤送下，每日2~3次。

10. 清热养阴汤

【来源】《中医专家陈树森教授验方》

【组成】人参叶、知母、元参、枸杞子、山药各10克，生石膏、黄精、黄芪各30克，生地、熟地各15克。

【功能主治】清热养阴，兼补肺肾。主治糖尿病。

【用法用量】口服，每日1剂，水煎2次，分2次服用。

11. 人参鸡蛋清

【组成】人参6克，鸡蛋1枚。

【功能主治】生津止渴，益气养阴。主治气阴两虚型糖尿病。

【用法用量】口服，将人参研末，与鸡蛋清调匀，1次服下，每日1次，10日为1个疗程。

12. 人参瓜蒌汤

【组成】人参10克，瓜蒌根20克，丹参、玄参、葛根各15克。

【功能主治】清热养阴，益气活血。糖尿病属气阴两虚夹血瘀者。

【用法用量】水煎服，每天1剂，早晚各服1次。

【注意】本方主要用于治疗并发症，需配合西药降糖药。

三十三、心悸

心悸：指患者自觉心中悸动，惊惕不安，甚至不能自主的一种病症。

临床表现：发生时，患者自觉心跳快而强，并伴有心前区不适感。多与失眠、健忘、眩晕、耳鸣等并存。

1. 天王补心丹

【组成】人参、玄参、丹参（微炒）、茯苓、炒远志、炒五味子、炒桔梗各15克，生地黄（酒洗）120克，当归身（酒洗）、天门冬、麦门冬、炒柏子仁60克。

【功能主治】滋阴清热，养心安神。主治心血不足，心神不宁，健忘怔忡，失眠多梦，大便不利，口舌生疮等症。

【用法用量】上药共研细末，炼蜜为丸，如梧桐子大，朱砂为衣。每服10克，每日2次，温开水送服。

【注意】脾胃虚弱，胃纳欠佳，湿痰留滞，不宜服用。

2. 十全大补膏

【组成】人参、当归、黄芪、熟地、花雕、茯苓、白芍、白术、川芎、甘草、肉桂。

【功能主治】大补气血。适用于白细胞减少症面萎黄，精神倦怠、四肢乏力、气短心悸、失眠、头晕、自汗等。

【用法用量】将诸药择净，如常法制成膏剂服用。每次10毫升，每日2次冲饮用水，连用2～3个月。

三十四、不寐

不寐：以夜间不易入睡或睡而易醒为主要症状的病证。轻者入睡困难，时寐时醒，醒后不能再寐，重者可彻夜不眠。又称失眠、目不瞑等。

临床表现：以夜间不易入睡或睡而易醒为主要症状。

1. 健脑补肾丸（中成药）

【组成】人参、鹿茸、狗肾、肉桂、金牛草、牛蒡子（炒）、金樱子、杜仲（炭）、川牛膝、金银花、连翘、蝉蜕、山药、远志（甘草水制）、酸枣仁（炒）、髟仁、当归、龙骨（煅）、牡砺（煅）、茯苓、白术（麸炒）、桂枝、甘草、白芍药（酒炒）、朱砂、豆蔻。

【功能主治】健脑益气，济肾填精。适用于神经衰弱，健忘失眠，头晕目眩，耳鸣心悸，腰膝酸软，肾亏遗精。

【制法】水丸，每15粒重2克。每服10克，1日2次。

2. 既济汤

【来源】清·《杂病源流犀烛·脏腑门》卷二方

【组成】人参、竹叶、炙甘草、半夏、附子各3克，生姜5片，粳米百粒，麦门冬6克。

【功能主治】治霍乱吐泻后，虚烦不得眠。

【用法用量】水煎服。

三十五、癫痫

癫痫：是一种发作性神志异常的疾病，又名"痫症"或"羊痫风"。

临床表现：其特征为发作性精神恍惚，甚至突然扑倒，昏不知人，口吐涎沫，两目上视，四肢抽搐，或口中如作猪羊叫声，移时苏醒。

朱砂膏

【来源】清·《杂病源流犀烛》卷九。

【组成】人参、枣仁、赤茯苓各30克，西珀7.5克，朱砂、乳香各15克。

【功能主治】治癫痫。

【用法用量】上为末。每服3克，灯心，大枣汤送下；或炼蜜为丸，薄荷汤送下即可。

三十六、破伤风

破伤风：破伤风杆菌侵入人体伤口，生长繁殖，产生毒素引起的一种急性特异性感染性疾病。

临床表现：乏力、头晕、头痛、咀嚼无力、反射亢进，烦躁不安，局部疼痛，肌肉牵拉，抽搐及强直，下颌紧张，张口不便。

太白散

【来源】明·《奇效良方》卷三方。

【组成】人参、炮附子（去皮脐）、炮草乌（去皮脐）、炮南天星、藿香、当归各 30 克，水银、麝香各 3 克。

【功能主治】治破伤风欲死，虽然口噤，但心腹尚暖者。

【用法用量】研为细末，每服 1.5 克，温酒灌下，不拘时候。

三十七、贫血

贫血：贫血不是一种独立的疾病，而是指单位容积循环血液中的红细胞比例、红细胞数及/或血红蛋白量低于正常值，以及全血容量减少，并由此而引发的综合症状的总称。按引起贫血的原因，将贫血分为失血性贫血、溶血性贫血、营养性贫血及再生障碍性贫血四种类型。

临床表现：一般表现为皮肤苍白，面色苍白无华，身体疲倦、乏力、头晕、耳鸣、记忆力下降等症状。并可出现头痛，晕厥和下肢水肿等现象，稍活动即感气促，心动过速，强力心搏动，甚至可能有心绞痛，高搏出性心力衰竭，恶心呕吐，食欲不振，尿呈浓茶或酱油样色等症状。

1. 方一

【组成】黄芪 30 克，大枣 18 克，白术、炙甘草、山药各 12 克，桂枝、五味子、砂仁各 9 克

【功能主治】治贫血。

【用法用量】将上药加水煎沸 15 分钟后，滤出药液，在加水煎 20 分钟，去渣，将两煎所得药液兑匀。分次服用。每次 1~2 剂。

2. 方二

【组成】黄芪 12 克，仙茅、当归、淫羊藿、龟鹿二仙胶、陈皮各 9 克，人参 6 克，甘草 3 克。

【功能主治】再生障碍性贫血。

【用法用量】将上药用水煎服，每日 1 剂，每日 2 次。

3. 方三

【组成】黄芪、熟地黄各 20 克，枸杞子、菟丝子、茯苓、何首乌、牛膝、当归各 15 克，补骨脂、人参各 10 克，肉桂 6 克。

【功能主治】补脾，温肾。再生障碍性贫血，证属脾肾两虚者。

【用法用量】用水煎服。

【注意事项】若胃肠实热者，不宜用本方。

4. 方四

【组成】黄芪 20 克，人参、山药、黄精各 15 克，仙茅、淫羊藿、熟地黄、白术、龙眼肉各 12 克，巴戟天、当归各 10 克，附片 6 克，肉桂 5 克。

【功能主治】健脾，温肾。再生障碍性贫血初起，头目眩晕，心悸怔忡，鼻衄，齿衄，颜面苍白，纳谷不香，寐梦多汗，气短息促，舌淡苔薄，两脉濡细等脾虚肾亏等症状。

【用法用量】将上药头煎、二煎分早晚服用，每日 1 剂，饭前空腹服用。

5. 方五

【组成】黄芪 12 克，人参、白术、熟地黄、补骨脂、陈皮、阿胶、鹿角各 9 克，甘草、肉桂各 3 克。

【功能主治】补肾，生血。再生障碍性贫血。

【用法用量】水煎服。

6. 方六

【组成】熟地黄 18 克，人参 15 克，枸杞子、当归各 9 克，炙甘草、炒山药、杜仲各 6 克，山茱萸 3 克。

【功能主治】益气，补肾。老年人贫血，属肾气虚者。

【用法用量】将上药用水煎汁，温服。

7. 方七

【组成】黄花倒睡莲 30 克，鸡血藤 30 克，人参 20 克。

【功能主治】贫血。

【用法用量】将上药用水煎汁，分 2 次服用。

8. 方八

【组成】熟地黄 9 克，枸杞子 6 克，炒山药 6 克，人参 6 克，杜仲 6 克，当归6克，山茱萸3克，炙甘草3克。

【功能主治】补气，养血。

【用法用量】将上药用水煎汁，取汁分次温服，每日1剂。

9. 补气养血方

【组成】人参15克，当归、杜仲、山药、山茱萸、熟地黄、枸杞子各9克，炙甘草6克。

【功能主治】益气养血，肝肾双补。精神萎顿，气血两亏，腰酸耳鸣，汗出肢冷等。

【用法用量】用水煎服。

三十八、其他杂病

1. 化瘀止痛散

【来源】河北省名老中医王鸿儒验方

【组成】生鳖甲18g，人参18g，花椒9g。

【功能主治】化瘀止痛。主治宫颈癌腹痛。

【用法用量】共为细粉，分为6包，每晚服1包，开水送下。连服3包后腹痛可减轻，连服24包为1个疗程。

2. 老年性痴呆方

【来源】白术30克，人参15克，神曲10克，半夏10克，肉豆蔻3克，天南星3克，甘草3克，石菖蒲1.5克，陈皮1.5克，附子1克。

【功能主治】益明化痰，开窍醒神。胃气虚而痰浊蒙蔽，神呆迟钝，不思饮食，言语减少，健忘懒惰，舌质淡，苔白腻，脉细弱。

【用法用量】用水煎服，分次服用。

3. 治疗高血脂方

【组成】丹参、泽泻、当归各9~12克，田七0.3~0.5克，川芎6~9克，人参5~10克，首乌、黄精各10~15克。

【功能主治】高血脂症。

【用法用量】将上药共研成末，并调制成丸。每日 4 克，分早晚 2 次服用，45 日为 1 个疗程。

4. 治疗低血压方一

【组成】人参 9 克。

【功能主治】主治低血压。

【用法用量】将上药用水煎成汤后服用。

5. 治疗低血压方二

【组成】黄精 30 克，黄芪 30 克，山茱萸 25 克，人参 8~10 克，当归 15 克，五加皮 15 克，炙甘草 10~30 克，附片 6~9 克。

【功能主治】气血虚弱型低血压。

【用法用量】将上药用水煎后内服。

6. 治疗精神分裂症方

【组成】黄芪 30 克，炙甘草、人参、五味子各 10 克，枣仁、柏子仁、当归各 12 克。

【功能主治】心脾两虚型癫狂症。

【用法用量】将上药除人参外用水煎服，人参另炖，与前药液兑服。

7. 益寿延年方

【组成】人参 25 克，熟地黄、生地黄、天冬、麦冬各 50 克。

【功效主治】延年益寿。

【用法用量】将上药研成细末，炼蜜为丸，如梧桐子大。每次 50 丸，空腹用温酒盐汤送服。

第二节 人参在妇科的应用

一、不孕症

不孕症：凡夫妇同居 2 年以上未避孕而未能怀孕者，称为不孕症。其中，从未受孕者称原发性不孕，曾有生育或流产又连续 2 年以上不孕者，称继发性不孕症。

临床表现：有正常性生活、未采取避孕措施却不能妊娠。

1. 温土毓麟汤

【来源】清·《傅青主女科》卷上。

【组成】人参 9 克，巴戟天 30 克（去心，酒浸），覆盆子 30 克（酒浸蒸），白术 15 克（土炒），怀山药 15 克（炒），神曲 3 克（炒）。

【功能主治】治妇女脾胃虚寒，饮食不运，胸膈胀满，时多呕泄，久不受孕者。

【用法用量】水煎服。

2. 秦桂丸

【来源】清·《医略六书》卷二十七。

【组成】人参、肉桂（去皮）、秦艽、附子（炮）、厚朴（制）、干姜（炒）、白薇、半夏（炮）各 30 克，当归 60 克。

【功能主治】治血海久冷不孕，脉细涩者。

【用法用量】上为末，炼蜜为丸。每服 6 ~ 9 克，温酒送下。

3. 资生健乾丸

【来源】明·《古今医统大全》卷八十四。

【组成】人参（拣明实者佳）、枸杞子、山茱萸肉、麦门冬（去心）、天门冬（去心）、杜仲（姜汁炒断丝）、生地黄、熟地黄（各酒浸）各 60 克，秋石、鹿角霜各 120 克。

【功能主治】治丈夫少病而无子者。

【用法用量】上为末，老米面作糊为丸，如梧桐子大。男子每服五十丸，空心滚白汤送下。一月后，候女子月经方过，金水正生之时，男子空心服车前子汤半盏，至夜交合，即有子矣。

二、妊娠腹痛

妊娠腹痛：指孕妇发生小腹部疼痛的病证。亦名"胞阻"、"妊娠小腹痛"、"子痛"。

临床表现：阳虚寒凝者，小腹冷痛，得热痛减，或有畏寒肢冷；血虚者，兼见头晕目眩，小腹绵绵作痛，喜按；气郁者，兼见脘腹胀满，烦躁易怒。

1. 胶艾芎归汤

【来源】清·《医略六书》卷二十八。

【组成】人参、茯苓各4.5克，当归、阿胶（糯米炒）各9克，艾叶（醋炒）、川芎各3克，大枣三枚。

【功能主治】治孕妇小腹痛，脉弦细者。

【用法用量】水煎，去渣，温服。

三、妊娠伤寒

妊娠伤寒：指妊娠期头痛，壮热，腰痛，体重，甚则坠胎的病证。

临床表现：头痛，壮热，腰痛，体重，甚则坠胎。

1. 黄龙四物汤

【来源】明·《济阴纲目》卷九。

【组成】人参、甘草、当归、川芎、芍药、地黄各3克，柴胡6克，黄芩4.5克。

【功能主治】治妊娠伤寒愈后发热者；孕妇伤寒后，后潮热，脉数濡弦者。

【用法用量】上锉，水煎服。

2. 旋覆花汤

【来源】明·《妇人良方》卷十四方。

【组成】人参、白术、麻黄（去根节）各0.9克，旋覆花、芍药、甘草各15克，前胡、石膏各30克。

【功能主治】治妊娠伤寒，头目眩痛，壮热心烦。

【用法用量】研为粗磨，每服12克，水200毫升，姜15克，煎至六分，去滓温服。

3. 柴胡散

【来源】宋·《太平圣惠方》卷七十四。

【组成】人参 15 克，柴胡 30 克，黄芩、赤芍药、甘草各 15 克。

【功能主治】治妊娠伤寒。身体重，发热恶寒，肢节烦疼，微呕心下支满。

【用法用量】捣筛为散。每服 12 克。以水 200 毫升。入生姜 15 克。枣 3 枚。煎至六分。去滓。不计时候温服。

四、妊娠咳嗽

妊娠咳嗽：妊娠期间，咳嗽不已，若久咳不愈或咳嗽剧烈，常可损伤胎气而致坠胎或小产。亦称"子嗽"。

临床表现：阴虚肺燥证候：妊娠咳嗽，干咳无痰，甚或痰中带血。全身症状：口干咽燥、手足心热，舌洪少苔，脉细滑数。痰火犯肺 证候：妊娠咳嗽，咯痰不爽，痰液黄稠。全身症状：心胸烦热，面红口干，舌红苔黄腻，脉滑数。

1. 人参保肺汤

【来源】《郑氏家传女科万金方》卷二。

【组成】人参 3 克，桑白皮 3 克，五味子 3 克，青皮 3 克，橘红 3 克，知母 3 克，天冬 3 克，地骨皮 3 克，甘草 3 克，生姜 2 片。

【功能主治】降气清热，润肺养阴。

【用法用量】水煎服，每日 1 剂，日服 2 次。

2. 人参清肺汤

【来源】《女科万金方》。

【组成】人参 4.5 克，白芍 6 克，知母 6 克，赤芍 6 克，桔梗 6 克，白术 6 克，当归 9 克，柴胡 3 克，川芎 3 克，黄芪 15 克，连翘 3 克，薄荷 3 克，滑石 6 克，地骨皮 4.5 克，山栀仁 6 克。

【功能主治】肃肺清热，化痰止嗽。

【用法用量】水煎服，每日 1 剂，日服 2 次。

3. 人参散

【来源】《圣济总录》卷一五六。

【组成】人参90克，陈皮（焙）90克，炙甘草90克，生姜（切片，焙）15克。

【功能主治】补肺，温肺。主治肺气虚损。

【用法用量】上为末，每服6克，滚开水调下。

4. 麦门冬散

【来源】宋·《太平圣惠方》卷七十四。

【组成】人参15克，麦门冬45克，赤茯苓、知母、黄芩、白茅根各30克。

【功能主治】治妊娠烦渴，咳嗽口苦。

【用法用量】捣筛为散。每服12克。以水200毫升。入葱白五寸。煎至六分，去滓。不计时候温服。

5. 桔梗散

【来源】宋·《太平圣惠方》卷七十四。

【组成】人参（去芦头）、桔梗（去芦头）、桑根白皮、贝母（煨微黄）、紫苏茎叶、甘草（炙微赤锉）。

【功能主治】治妊娠肺壅咳嗽，喘急不食。

【用法用量】捣筛为散。每服12克。以水200毫升。入生姜2片。煎至六分。去滓。不计时候温服。

6. 贝母散

【来源】宋·《太平圣惠方》卷七十四。

【组成】人参（去芦头）、贝母（煨微黄）、生干地黄、麦门冬（去心）、鹿角胶、黄芩。

【功能主治】治妊娠肺壅咳嗽，喘急不食。

【用法用量】捣细罗为散，每服不计时候，以糯米粥饮调下6克。

五、妊娠心烦

妊娠心烦：妊娠期间，烦闷不安，抑郁不乐，或烦躁易怒者，称为"妊娠心烦"，亦名"子烦"。

临床表现：阴虚火旺型证候：妊娠心中烦闷，坐卧不宁，午后潮热，手足心热，口干咽燥，渴不多饮，小溲短黄，舌红，苔少或苔薄黄而干，脉细数而滑。痰火内蕴型证候：妊娠烦闷不安，甚则心悸胆怯，头晕目眩，胸脘满闷，恶心呕吐痰涎，苔黄而腻，脉滑数。肝经郁火型证候：妊娠烦闷不安，或烦躁易怒，头晕目眩，口苦咽干，两胁胀痛，常欲太息，舌红，苔薄黄，脉弦数而滑。

1. 麦门冬散

【来源】宋·《太平圣惠方》卷七十四。

【组成】人参（去芦头）、麦门冬（去心）柴胡、赤芍药、陈橘皮（汤浸去白瓤焙）、桑寄生、黄芩各30克。

【功能主治】治妊娠心烦，惯闷虚躁，吐逆，恶闻食气，头眩，四肢沉重，百节疼痛，多卧。

【用法用量】捣筛为散。每服12克。以水200毫升，入生姜2片。煎至六分。去滓。不计时候温服。

2. 柴胡散

【来源】宋·《太平圣惠方》卷七十四。

【组成】人参（去芦头）、枇杷叶各15克，柴胡45克，赤茯苓、麦门冬（去心）各30克。

【功能主治】治妊娠心烦，头昏躁闷，不思饮食，或时呕吐。

【用法用量】捣筛为散。每服12克。以水200毫升，入生姜2片。煎至六分。去滓温服。

3. 赤茯苓散

【来源】宋·《太平圣惠方》卷七十四。

【组成】人参（去芦头）、川升麻、柴胡、赤茯苓、桑寄生、知母、百合、麦门冬（去心）。

【功能主治】治妊娠心烦，头项疼痛，不思饮食，手足多热。

【用法用量】捣筛为散。每服12克。以水200毫升，入甜竹茹2片，生姜2片。薤白七寸。煎至六分。去滓。不计时候温服。

4. 加味竹叶汤

【来源】《张氏医通》卷十五。

【组成】白茯苓4.5克，麦门冬（去心）7.5克，人参、黄芩各3克，竹叶5片，粳米100克。

【功能主治】养血清热汤。

【用法用量】水煎空腹时热服，每日1剂，日服2次。

5. 柏子养心汤

【来源】《叶氏女科证治秘方》卷二。

【组成】人参、生黄芪、麦冬、酸枣仁、柏子仁各3克，茯神、川芎、制远志各2克，当归6克，五味子10粒，炙甘草1.5克，生姜3片。

【功能主治】补气养心，安神除烦。

【用法用量】水煎服。

六、妊娠烦热口干

妊娠烦热口干：妊娠期间，心神烦躁，体热，口干渴逆之证。

临床表现：心神烦躁，体热疼痛，口干食少，口渴。

1. 麦门冬散

【来源】宋·《太平圣惠方》卷七十四。

【组成】人参（去芦头）、麦门冬（去心）、川升麻、黄芩、栀子仁、柴胡、犀角屑、茯神。

【功能主治】治妊娠壅热，心神烦躁，口干渴逆。

【用法用量】捣筛为散。每服12克，以水200毫升，煎至六分，去滓，不计时候温服。

2. 人参散

【来源】宋·《太平圣惠方》卷七十四。

【组成】人参（去芦头）、麦门冬（去心）、赤茯苓、地骨皮、葛根（锉）、黄芩、犀角屑各1克。

【功能主治】治妊娠烦躁壅热，口干多渴。

【用法用量】捣筛为散。每服12克，以水200毫升，煎至六分，去滓，不计时候温服。

3. 羚羊角散

【来源】宋·《太平圣惠方》卷七十四。

【组成】人参（去芦头）、羚羊角屑、黄芩、麦门冬（去心）、赤芍药、木通（锉）各1克，柴胡30克，黄芩（锉）、甘草（炙微赤锉）各15克。

【功能主治】治妊娠烦躁，体热口干，肢节疼痛，少思饮食。

【用法用量】捣筛为散。每服12克，以水200毫升，煎至六分，去滓，不计时候温服。

4. 栝蒌子散

【来源】宋·《太平圣惠方》卷七十四。

【组成】人参（去芦头）15克，栝蒌子（一枚，干者）、黄芩（锉）、枳壳（麸炒微黄去瓤）各30克。

【功能主治】治妊娠心烦躁热，口干，头目不利。

【用法用量】捣筛为散。每服10克，以水200毫升，入竹叶二七片。同煎至六分。去滓。不计时候温服。

5. 赤茯苓散

【来源】宋·《太平圣惠方》卷七十四。

【组成】赤茯苓30克，人参（去芦头）、陈橘皮（汤浸去白微赤锉）、紫苏叶各15克，黄芩60克。

【功能主治】治妊娠心膈气壅滞，烦躁，口干食少。

【用法用量】捣筛为散。每服12克，以水200毫升，煎至六分，去滓，不计时候温服。

6. 秦艽散

【来源】宋·《太平圣惠方》卷七十四。

【组成】人参（去芦头）、葛根（锉）、黄芩（锉）、秦艽、麦门冬（去心）、赤茯苓各 30 克。

【功能主治】治妊娠体热，烦躁口干，吃食减少。

【用法用量】捣筛为散。每服 12 克，以水 200 毫升，入生姜 2 片，淡竹叶二七片，煎至六分，去滓，不计时候温服。

7. 地骨散

【来源】宋·《太平圣惠方》卷七十四。

【组成】人参（去芦头）、地骨皮、黄芩（锉）、葳蕤、麦门冬（去心）、甘草（炙微赤锉）、赤芍药。

【功能主治】治妊娠烦躁，体热疼痛，口干食少。

【用法用量】捣筛为散。每服 12 克，以水 200 毫升，入生姜 2 片，淡竹叶二七片，煎至六分，去滓，不计时候温服。

七、妊娠恶阻

妊娠恶阻：妊娠早期，出现严重的恶心呕吐，头晕厌食，甚则食入即吐者，称为"妊娠恶阻"。亦称为"恶食"、"恶子"、"阻病"、"子病"、"病食"、"病儿"等。

临床表现：妇女妊娠 6 周~12 周左右，表现为厌食，恶心呕吐，恶闻食气，或食入即吐，体倦懈怠，嗜食酸咸等证。

1. 人参丁香散 1

【来源】明·《证治准绳·女科》卷四方。

【组成】人参、丁香、藿香叶各 6 克。

【功能主治】妊娠恶阻，胃寒呕逆，翻胃吐食及心腹刺痛。

【用法用量】研为粗末，每服 9 克，水煎，不拘时候。

2. 人参丁香散 2

【来源】宋·《妇人良方》卷十二。

【组成】人参、丁香、柿蒂各 60 克，甘草、良姜各 15 克。

【功能主治】妊娠恶阻，胃寒呕逆，翻胃吐食及心胃刺痛。

【用法用量】上为粗末。每服 6 克，热汤点下，不拘时候。

3. 人参白术散

【来源】宋·《全生指迷方》。

【组成】人参 15 克，白术 30 克，丁香、甘草（炙）各 0.3 克。

【功能主治】治妊娠恶阻，恶闻食臭。但嗜一物，或大吐，时吐清水。

【用法用量】上为末。每服 9 克，水 150 毫升。加生姜 3 片，同煎至七分，去滓，食前温服。

4. 理中汤

【来源】明·《广嗣纪要》卷十二。

【组成】人参、白术各 3 克，炙甘草 0.9 克，干姜、藿香叶各 1.5 克。

【功能主治】治妊娠吐清水，同食物出者。

【用法用量】水煎 100 毫升，加姜汁一匙服。

5. 白术散

【又称】白术汤；四味白术汤。

【来源】明·《普济方》卷三三七。

【组成】人参 15 克，白术 30 克，丁香 7.5 克，甘草 3 克。

【功能主治】治妊娠恶阻，吐清水，甚则十余日粥浆不入者。

【用法用量】上末。每服 6 克，水 150 毫升，加生姜 5 片，煎至七分，温服。

6. 旋覆半夏汤

【来源】宋·《济生方》卷七方。

【组成】人参、旋覆花、川芎、细辛、炙甘草各 15 克，当归、半夏、赤茯苓、干姜、陈皮各30克。

【功能主治】治妊娠恶阻，心下愤闷，吐逆不食，恶闻食气，头晕，四肢骨节频痛，多卧少起。

【用法用量】研为粗末，每服12克，加生姜5片，水煎，不拘时候。

7. 加味柴胡汤

【来源】清·《叶氏女科》卷二。

【组成】人参、柴胡各6克，黄芩、山栀仁（炒）、生地、半夏（姜制）各3克，甘草1.5克。

【功能主治】治妊娠肝经怒火而致吐血者。

【用法用量】加生姜3片，大枣二枚，水煎服。

8. 干姜人参半夏丸

【来源】东汉·《金匮要略》方。

【组成】人参、干姜各30克，半夏60克。

【功能主治】治妊娠呕吐不止。

【用法用量】研为细末，生姜汁调糊为丸，梧桐子大。每服十丸，米汤送服，早晚各1次。

八、胎动不安

胎动不安：妊娠期出现腰酸腹痛，胎动下坠，或阴道少量流血者，称为"胎动不安"，又称"胎气不安"。类似于西医学的先兆流产、先兆早产。

临床表现：妊娠期腰酸腹痛，胎动下坠，或伴阴道少量流血，色黯淡，头晕耳鸣，两膝酸软，小便频数，或曾屡有堕胎，舌淡，苔白，脉沉细而滑。

1. 杜仲汤

【来源】宋·《圣济总录》卷一五五。

【组成】人参、阿胶（炙令燥）、川芎各30克，杜仲（去粗皮，挫，炒）60克，当归（微炙）60克，艾叶一把（焙）。

【功能主治】治妊娠猝然下血不定，令胎不安，小腹疼痛。

【用法用量】上为粗末。每服4.5克，酒50毫升，加大枣3枚，同煎至七分，去渣温服，相次三服，腹中当暖即血止。

2. 安胎当归汤

【来源】唐·《外胎秘要》卷三十三。

【组成】人参、当归、阿胶（炙）、芎劳各30克，大枣12枚（擘），艾叶约5克。

【功能主治】治妊娠五月日，举动惊愕，胎动不安，下在小腹，痛引腰胳，小便痛。

【用法用量】上切。以酒水各500毫升合煮，取300毫升，去渣，阿胶令烊，分3次服。

3. 救损安胎汤

【来源】清·《傅青主女科》卷下方。

【组成】人参、炙甘草、乳香、没药各3克，当归（酒洗）、生地黄（酒炒）各30克，白术15克，白芍药（酒炒）、苏木各9克。

【功能主治】治妊娠跌损内伤，致伤胎元，腹中疼痛，势如将坠者。

【用法用量】水煎服。

4. 利气泻火汤

【来源】清·《傅青主女科》卷下方。

【组成】人参、当归（酒洗）、炒芡实各9克，白术（土炒）30克，甘草3克，熟地黄（九蒸）、白芍药（酒炒）各15克，黄芩（酒炒）6克。

【功能主治】治妊娠易怒动胎。

【用法用量】水煎服，日1剂，分3次服。

九、胎漏

胎漏：是指妇女妊娠期阴道少量出血，时下时止，或淋漓不断，而无腰酸腹痛者。亦称"漏胎"、"胞漏"、"漏胞"、"漱经"。

临床表现：妊娠期阴道少量出血，时下时止，或淋漓不断，而无腰酸腹痛的征象。

1. 方一

【组成】人参、阿胶各12克，炙黄芪15克，炙甘草、白术各6克，炒升麻3克，焦艾叶9克。

【功能主治】具有补中益气，升陷安胎的功能。适用于气虚引起的胎漏。症见妊娠早期，阴道不时下血，量少不鲜，或下黄水，面色白亮而无神，精神倦怠，怕冷，气短，腰酸腹胀下坠，舌质淡或有齿痕，苔薄白，脉滑。

【用法用量】水煎，分3次服，每日1剂。

2. 方二

【组成】人参、熟地各9克，当归、杜仲、白芍各6克，白术4.5克，炙甘草3克。

【功能主治】具有养血安胎的功能。适用于血虚引起的胎漏。症见妊娠胎漏下血，量少色淡，面色淡黄，头晕目眩，心悸少寐，大便干燥，舌质淡红，苔薄黄或无苔，脉细数而滑。

【用法用量】水煎，分3次服，每日1剂。

3. 方三

【组成】人参、生地、熟地各3克，当归身、黄芪各5克，菟丝子6克，续断、阿胶各4克。

【功能主治】具有扶气养血，安胎止漏的功能。适用于外伤引起的胎漏。症见体质虚弱，胎漏下血，腰酸腿软，或小腹坠胀，神疲乏力，舌质淡，苔正常，脉滑无力。

【用法用量】水煎，每日1剂。

4. 桑寄生散

【来源】明·《证治准绳·女科》卷四方。

【组成】人参、炙甘草各1.5克，桑寄生、当归（酒浸）、川芎、续断（酒浸）、阿胶（蛤粉炒）、炒香附、茯神、白术各3克。

【功能主治】治胎漏，经血妄行，淋漓不已。

【用法用量】加生姜 5 片，水煎服。

十、胎死不下

胎死不下：胎死胞中，历时过久，不能自行产出者，称为"胎死不下"，亦称"胎死不能出"。

临床表现：孕期胎死胞中不下，小腹隐痛，或有冷感，或阴道流淡红色血水，头晕眼花，心悸气短，精神倦怠，面色苍白，舌淡，苔白，脉细弱。或小腹疼痛，阴道流血，紫黯有块，面色青黯，舌紫黯，脉沉涩。或小腹冷痛，阴中流出黏腻黄汁，胸腹满闷，口出秽气，神疲嗜睡，苔白厚腻，脉濡缓。

1. 救母丹

【来源】清·《傅青主女科》卷下方。

【组成】人参、川芎、益母草、赤石脂各 30 克，当归 60 克，荆芥穗（炒黑）9 克。

【功能主治】治难产，子死腹中不得下。

【用法用量】水煎服。

2. 疗儿散

【来源】清·《傅青主女科》卷下方。

【组成】人参 30 克，当归（酒洗）60 克，川牛膝 15 克，鬼臼（水飞）9 克，乳香（去油）6 克。

【功能主治】治难产，子死腹中。

【用法用量】水煎服，日 1 剂，分 3 次服。

十一、难产

难产：妊娠足月到分娩时，胎儿不能顺利娩出，名为"难产"。古人又称"产难"

临床表现：子宫收缩乏力，及持续时间短，间歇时间长而不规则。在子宫收缩最强时，腹部也不变硬，不隆起，临床检查宫口不能如期扩张，胎儿不能逐渐下降，以致产程延长。

1. 转天汤

【来源】清·《傅青主女科》卷下方。

【组成】人参、当归（酒洗）各60克，川芎30克，川牛膝9克，升麻1.2克，制附子0.3克。

【功能主治】治倒产。

【用法用量】水煎服。

2. 降子汤

【来源】清·《傅青主女科》卷下方。

【组成】人参、川芎各15克，当归、柞木枝各30克，川牛膝9克，红花3克。

【功能主治】治交骨不开，难产。

【用法用量】水煎服。

十二、产后小便频数与失禁

产后小便频数与失禁：产后小便次数增多，日夜甚可达到数十次的，称为"产后小便频数"。小便淋漓不断而不能自止，甚至小便自遗，不能自己约束的，称为"产后小便失禁"。

临床表现：小便次数增多，或小便不能自约，时时漏出。

1. 桑螵蛸散

【来源】宋·《妇人良方》卷二十三。

【组成】人参、牡蛎（煅）、厚朴、赤石脂各60克，桑螵蛸30个（炒），鹿茸、黄芪各90克。

【功能主治】产后小便数，及遗尿。

【用法用量】上为末，每服6克，空心粥饮调下。

2. 升阳调元汤

【来源】明·《万氏女科》卷三。

【组成】人参、黄芪（炙）、甘草（炙）、升麻、益智子（去壳，炒）

各 4.5 克。

【功能主治】治产后小便频数，及遗尿不禁。

【用法用量】生姜，大枣为引，水煎，调桑螵蛸散 9 克服。

十三、产后便秘

产后便秘：产妇产后饮食如常，大便数日不解，或排便时干燥疼痛，难以解出者，称为"产后便秘"，或称"产后大便难"。

临床表现：产妇产后饮食如常，大便数日不解，或排便时干燥疼痛，难以解出。

1. 麻仁丸

【来源】明·《证治准绳·女科》卷五方。

【组成】人参、麻仁（研和泥）、枳壳各 30 克，大黄 15 克。

【功能主治】治产后大便秘涩。

【用法用量】研为细末，炼蜜为丸梧桐子大。每服 20 丸，空腹温酒送下，未通渐加。

十四、产后呕逆不食

产后呕逆不食：以有物有声谓之呕，无物有声谓之干呕。产后劳伤，气逆呕吐，食之不下。

临床表现：产后呕吐或干呕，食之不下。

1. 温胃丁香散

【来源】清·《傅青主女科·产后编》卷下方。

【组成】人参 3 克，当归 9 克，白术 6 克，炮姜、丁香各 1.2 克，陈皮、炙甘草、前胡、藿香各 1.5 克。

【功能主治】治产后七日以外，呕逆不食。

【用法用量】加生姜 3 片，水煎服。

2. 温中散

【来源】明·《证治准绳·女科》卷五方。

【组成】人参、白术、当归、草豆蔻、干姜各 30 克，制厚朴 45 克。

【功能主治】治产后霍乱，吐泻不止。

【用法用量】研为粗末，每服 9 克，水煎服。

3. 开胃散

【来源】《妇人良方大全》。

【组成】人参 30 克，甘草（炒）、诃子肉各 15 克。

【功能主治】治产後胃虚呕吐，胸满不食。

【用法用量】研为粗末，每服 15 克，姜水煎服。

4. 人参养胃汤

【来源】《妇人良方大全》。

【组成】人参、茯苓、草果、藿香叶各 1.5 克，甘草（炒）1 克，苍术 3 克，半夏、厚朴（制）、橘红 2.5 克。

【功能主治】治外感风寒，内伤饮食，寒热头疼，或作疟疾。

【用法用量】姜 7 片，乌梅 1 个，水煎服。

5. 人参汤

【来源】《圣济总录》卷第一百六十三·产后门。

【组成】人参、桂皮（去粗皮）、陈橘皮（去白焙）、厚朴（去粗皮生姜汁炙）、半夏（生姜汁制）、当归。

【功能主治】治产后呕逆，不进食。

【用法用量】粗捣筛，每服 10 克，水 200 毫升，生姜 3 片，煎至七分，去滓温服，不拘时候。

6. 白术汤

【来源】《圣济总录》卷第一百六十三·产后门。

【组成】人参、白术、枇杷叶（炙去毛）、桂皮（去粗皮）、当归（切焙）、枳壳（去瓢麸炒）、甘草（炙）。

【功能主治】治产后呕逆，不进食。

【用法用量】粗捣筛，每服 10 克，水 200 毫升，煎至七分，去滓温服，不拘时候。

7. 藿香汤

【来源】《圣济总录》卷第一百六十三·产后门。

【组成】人参、藿香（去梗）、诃黎勒（炮去核）、甘草（炙）、陈橘皮（去白焙）、白术各30克。

【功能主治】治产后呕逆，不进食。

【用法用量】粗捣筛，每服10克，水20毫升，生姜3片，枣2枚，煎至七分，去滓温服，不拘时候。

8. 厚朴汤

【来源】《圣济总录》卷第一百六十三·产后门。

【组成】人参、厚朴（去粗皮生姜汁炙）、白术、白茯苓（去黑皮）、沉香（锉）、乌药（锉）、甘草。

【功能主治】治产后呕逆，不进食。

【用法用量】粗捣筛，每服10克，水200毫升，煎至七分，去滓温服，不拘时候。

9. 温中散

【来源】《圣济总录》卷第一百六十三·产后门。

【组成】人参、白术、麦门冬（去心炒）、甘草（炙锉）各15克，陈橘皮（去白焙）45克，干姜（炮）15克。

【功能主治】治产后呕逆，不进食。

【用法用量】粗捣筛，每服6克，水200毫升，煎至七分，去滓温服，不拘时候。

10. 人参枳壳散

【来源】《圣济总录》卷第一百六十三·产后门。

【组成】人参15克，枳壳（去瓤麸炒）0.3克。

【功能主治】治产后恶心，不进食。

【用法用量】粗捣筛，每服6克，水150毫升，煎至七分，去滓温服，不拘时候。

11. 温中当归汤

【来源】日本·《医心方》卷二十三。

【组成】人参、白术各30克，甘草90克，当归60克，干姜15克。

【功能主治】治产后腹中虚冷，心腹痛，不思饮食，呕吐厥逆。

【用法用量】水1000毫升，煮取500毫升，分3次服。

12. 香柿理中汤

【来源】清·《罗氏会约医镜》卷十五。

【组成】人参、白术、炙草、干姜（炮）、陈皮各3克，丁香0.6克，柿蒂6克。

【功能主治】治产后胃虚气寒，呃逆之声上冲。

【用法用量】水煎，温服。

十五、产后泄泻

产后泄泻：产后大便次数增多，粪便稀塘，甚或泻下如水样，称"产后泄泻"。

临床表现：伤食泄泻：产后大便次数增多，粪便臭秽，腹痛即泻，泻后痛减，脘腹痞满，嗳腐不食。苔垢腻，脉滑数。寒湿泄泻：产后腹痛，肠鸣泄泻，纳少胸闷，倦怠乏力。苔白腻，脉濡细。湿热泄泻：产后大便频下，腹痛即泻，便稀臭黄，肛门灼热，心烦口渴，小便短赤。苔薄厚腻，脉数。脾虚泄泻：产后大便次数增多，时溏时干，脘腹满胀，纳谷不佳，神疲倦怠。苔薄白，舌淡，脉缓弱。肾虚泄泻：产后泄泻，脐下作痛，泻后痛减，完谷不化，腹部畏寒，肢冷。苔白舌淡，脉沉退而细。

1. 赤石脂丸

【来源】宋·《圣济总录》卷一六四。

【组成】人参、赤石脂各30克，干姜（炮）15克，龙骨0.9克。

【功能主治】治产后久泻不止。

【用法用量】上为末，面糊为丸，每服30丸，食前米饮送下。

2. 豆蔻理中丸

【来源】明·《丹溪心法附余》卷二十一。

【组成】人参30克，白术60克，干姜、甘草（炙）各1.5克，肉豆蔻21克（面裹，煨）。

【功能主治】治产后元气虚弱，脐腹疼痛，泄泻不止；又治男子脾胃虚弱，久泄不止。

【用法用量】上为粗末，炼蜜为丸，梧桐子大。每服40~50丸，空心米汤送下。

3. 温中汤

【来源】清·《傅青主女科·产后编》卷下方。

【组成】人参、茯苓各3克，白术4.5克，当归6克，厚朴2.4克，草豆蔻1.8克，炮姜1.2克。

【功能主治】治产后霍乱，吐泻不止，无痛者。

【用法用量】加生姜3片，水煎服。

十六、产后惊悸

产后心悸：指产后出现心悸易惊、怵惕不安等症。

临床表现：惕然而惊，心中虚怯，如人将捕之状，甚则目不转睛，口不能言，舌淡，脉沉细。

1. 养心汤

【来源】清·《傅青主女科·产后编》卷下。

【组成】人参4.5克，炙黄芪3克，茯神2.4克，当归6克，麦冬5.4克，远志2.4克，柏子仁3克，炙甘草1.2克，五味子10粒。

【功能主治】治产后心血不足，心神不安。

【用法用量】加生姜，水煎服。

2. 桂心丸

【来源】清·《医略六书》卷三十。

【组成】人参、桂心 45 克，熟地 150 克，茯神、远志、辰砂各 45 克，柏子仁 90 克。

【功能主治】治产后惊悸，脉虚弦细者。

【用法用量】上为末，炼蜜为丸，每服 9 克，温服。

3. 清魂散

【来源】明·《校注妇人良方》卷十八方。

【组成】人参、泽兰叶、川穹各 3 克，荆芥 9 克（一方有炙甘草 9 克）。

【功能主治】治产后气血爆损，虚火妄动，血随火上，以致心神昏乱，口噤眼花甚至闷绝。

【用法用量】研为细末，每服 3~9 克，热汤送下。

4. 羌活散

【来源】清·《医略六书》卷三十。

【组成】人参、远志、茯苓（去木）、羌活（盐水炒）45 克，大枣三枚。

【功能主治】治产后心气内虚，风乘虚袭，心气被扰，心神不宁，惊悸，脉浮虚者。

【用法用量】上为散。每服 9 克，竹沥约 300 毫升，煎三沸，去滓温服。

5. 远志汤

【来源】唐·《备急千金要方》卷三方。

【组成】人参、远志、甘草、当归（或川芎）、桂心、麦门冬各 60 克，芍药 30 克，茯苓 150 克，生姜 180 克，大枣 12 枚。

【功能主治】治产后心悸不定，恍惚昏愦，言语错乱。

【用法用量】研为粗末，水煎去渣，分 3 次服。若胸中逆气，加半夏 90 克。

6. 茯苓散

【来源】宋·《妇人良方》卷十九。

【组成】人参、甘草、芍药、当归、生姜各 2.4 克，远志、茯苓各 3 克，桂心 1.8，麦门冬、大枣各 3.6 克。

【功能主治】治产后心虚，惊悸不定，乱语错误，精神恍惚不主；产后健忘少眠，或自汗盗汗。

【用法用量】上为散。以水 1000 毫升，煮取 500 毫升，去滓，分 3 次温服。

十七、产后自汗、盗汗

产后自汗、盗汗：产后气血较虚，腠理不密。卫阳不固，出现歘歘汗出，持续不止，动则益甚者，称"产后自汗"。阴虚内热，浮阳不敛而睡后汗出湿衣，醒来即止者，称"产后盗汗"。

临床表现：产后白昼汗多，动则益甚，持续多日不止。或产后入睡周身歘歘汗出，醒后汗即止。

1. 人参枣仁汤

【来源】清·《医略六书》卷三十。

【组成】人参、五味子各 4.5 克，枣仁、归身、黄肉、乌梅各 9 克，茯神 6 克（去木），草灰 1.8 克。

【功能主治】产后汗雨不止，脉虚者。

【用法用量】水煎，去渣温服。

2. 当归羊肉汤

【来源】宋·《重订严氏济生方·妇人门》方。

【组成】人参、当归（去芦，酒浸）各 2.1 克，黄芪 30 克，生姜 1.5 克。

【功能主治】治产后蓐劳，发汗，自汗，肢体痛。

【用法用量】研为粗末，用羊肉一斤，煮清汁 1500 毫升，去肉，入药内，煎为 600 毫升，去滓，作六至七次服用；日 3~4 服。

3. 人参散

【来源】宋·《圣济总录》卷一六四。

【组成】人参、芍药（锉）、甘草（炙）、龙骨各30克。

【功能主治】治产后虚汗不止，烦热体痛，温燥引饮。

【用法用量】上为散，每服3克，麝香温酒调服，1日3次。

4. 麻黄根汤 1

【来源】宋·《圣济总录》卷一六四。

【组成】人参、黄芪（锉）各30克，麻黄根、枸杞根皮各60克，牡蛎（烧赤）45克。

【功能主治】治产后虚汗不止。

【用法用量】上为粗末。每服4.5克，以水150毫升，加大枣2枚（擘破），同煎至100毫升，去渣温服，不拘时候。

5. 麻黄根汤 2

【来源】清·《傅青主女科·产后篇》卷下方。

【组成】人参、当归各6克，炙黄芪4.5克，炒白术、麻黄根各3克，桂枝、炒甘草各1.5克，牡蛎少许，浮小麦150克。

【功能主治】治产后虚汗不止。

【用法用量】水煎服。

6. 止汗散

【来源】清·《傅青主女科·产后篇》卷上。

【组成】人参、当归6克，熟地4.5克，麻黄根1.5克，浮小麦150克，大枣1枚。

【功能主治】治产后盗汗。

【用法用量】上为末，水煎服。

7. 浮麦散

【来源】清·《竹林女科》卷三。

【组成】人参6克，当归、熟地黄各4.5克，麻黄根、黄连（酒炒）各1.5克，浮小麦根100克。

【功能主治】治产后阴虚盗汗。

【用法用量】水 300 毫升，煎七分服。

8. 牡蛎散

【来源】清·《产宝》。

【组成】人参、牡蛎、小麦麸皮（炒黄）、黄芪（生）各 6 克，当归、熟地各 9 克，麻黄根 3 克。

【功能主治】治妇人产后，阴虚盗汗，睡中汗出，觉则止者。

【用法用量】上为末，每服 9 克，生化汤调服。

十八、产后腹痛

产后腹痛：产后以小腹疼痛为主症者，称"产后腹痛"，亦称"儿枕痛"。

临床表现：为新产后，下腹部疼痛，且多为阵发性疼痛，不伴有寒热。

1. 二母散

【又称】二母汤；知母饮。

【来源】元·《世医得效方》卷十四方

【组成】人参、知母、贝母、茯苓各 15 克，桃仁（去皮尖）、杏仁（去皮尖）各 7.5 克。

【功能主治】治产后恶露不尽、腹痛，咳嗽痰喘。

【用法用量】研为粗末，水煎服，日 1 剂，早晚各服 1 次。

十九、产后血晕

产后血晕：产妇分娩后突然头晕目眩，不能起坐，心胸满闷，恶心呕吐，或面色苍白，肢冷汗出，甚至昏厥不省人事，称为"产后血晕"，又称"产后血运"。

临床表现：头目眩晕，不能起坐，或晕厥，不省人事，心胸满闷，恶心呕吐，或痰涌气急，甚则昏迷不醒。

1. 补气解晕汤

【来源】清·《傅青主女科》卷下方。

【组成】人参、生黄芪各 30 克，当归（酒洗）45 克，炒荆芥穗 9 克，姜炭 3 克。

【功能主治】治产妇气虚血晕。

【用法用量】水煎服。

2. 加参生化汤

【来源】清·《傅青主女科·产后编》卷上方。

【组成】人参 9 至 15 克，川芎 3 克，当归 15 克，炙甘草、炮姜各 1.2 克，桃 10 十粒。

【功能主治】治产后气血虚脱，汗多血晕，或逆冷而厥，或气短似喘。

【用法用量】加大枣 1 枚，水煎服，随证急用。

3. 参归荆芥汤

【来源】清·《辨证录》卷十二。

【组成】人参、当归各 30 克，荆芥 9 克。

【功能主治】治妇人甫产后，忽眼目昏晕，恶心欲吐，额上鼻尖有微汗，鼻出冷气，证属气虚欲脱而血晕。

【用法用量】水煎服。

二十、缺乳

缺乳：产后乳汁甚少或乳汁全无。又称产后乳汁不行。

临床表现：乳汁甚少或乳汁全无。

【组成】人参、麦冬、木通各 12g，黄芪、当归各 15g，桔梗 9g，猪蹄 1 只。

【功能主治】具有补中益气，佐以通乳的功能。适用于气虚引起的缺乳。症见产后乳汁不行或甚少，乳房无胀痛感，面色苍白，皮肤干燥，食少便溏，畏寒神疲，头晕耳鸣，心悸气短，腰酸腿软，或溲频便干，舌淡，苔少，脉虚细。

【用法用量】上药与猪蹄共炖熟，食蹄喝汤。

二十一、乳悬症

乳悬症：治产后乳房伸长，疼痛难忍之症。

临床表现：治产后乳房伸长，疼痛难忍。

解悬汤

【来源】清·《外科证治全书》卷三方。

【组成】人参、川芎各 60 克，当归 120 克，荆芥 90 克，益母草 39 克，麦门冬 30 克，炮姜 3 克。

【功能主治】治产后乳房伸长，疼痛难忍之乳悬症。

【用法用量】水煎服。

二十二、产后血崩

产后血崩：产妇分娩后，突然阴道大量出血者，称为"产后血崩"。

临床表现：产妇分娩后突然阴道大量出血，24 小时内出血量超过 500ml 以上。

1. 参芪汤

【来源】清·《何氏济生论》卷七。

【组成】人参、黄芪、当归、白术（炒）、白芍药、艾叶、阿胶各 3 克。

【功能主治】治妇人小产，气虚下血不止。

【用法用量】水煎服。

2. 加味参苏散

【来源】清·《医略六书》卷三十。

【组成】人参、附子（炮）、苏木各 45 克。

【功能主治】治产后虚寒夹瘀，吐血，脉细涩者。治产后阳气两虚，瘀血滞逆膈间，上出于口。

【用法用量】上为散。水煎，去滓温服。

二十三、产后脱肛

产后脱肛：产后肛管、直肠向远端移位，称为"产后脱肛"。

临床表现：产后肛管、直肠向远端移位。

1. 补气升阳汤

【来源】清·《傅青主女科》卷下方。

【组成】人参、黄芪、当归（酒洗）各30克，白术（土炒）15克，川芎（酒洗）9克，升麻0.3克。

【功能主治】治产妇脱肛。

【用法用量】水煎服，日1剂，分3次服。

2. 产后脱肛方

【组成】炙黄芪、白术、当归、大枣各15克，人参、甘草各12克，陈皮9g，柴胡、生姜各6克。

【功能主治】具有益气升陷，固涩收脱的功能。适用于中气下陷引起的脱肛。症见肛门脱出，咳时或大便时即脱出，需用手按揉方能收回，肛头色淡，无红肿疼痛，面色白，口唇淡，气短，或有咳嗽，舌质淡，少苔，脉虚弱无力。

【用法用量】水煎，分3次服，每日1剂。或共研为细末，炼蜜为9克丸，每日2~3次，每次饭后服1丸。

二十四、崩漏

崩漏：妇女不在行经期间，阴道大量出血为崩；或持续出血，淋漓不断为漏。

临床表现：以阴道出血为其主要症状。若出血量多而来势凶猛者，称"血崩"或"崩下"；若出血量少，但持续不断的，称为"漏下"。

1. 闭血汤

【来源】清·《辨证录》卷十一。

【组成】人参、白术各30克，三七根末9克，北五味子6克。

【功能主治】补气生血，止血固冲。治老妇因血虚，不慎房帏，以致血崩，目暗晕地，愈止愈多。

【用法用量】水煎服。1剂后减人参15克，加熟地30克，山茱萸15克，麦门冬15克，再服4剂。

2. 芎归汤

【来源】明·《宋氏女科》。

【组成】人参、白芍各6克，当归15克，川芎12克，续断9克。

【功能主治】治血崩，以致寒所晕倒者。

【用法用量】水500毫升，酒50毫升，煎服，立止。

3. 举元煎

【来源】明·《景岳全书·新书八阵》卷五十一方。

【组成】人参、炙黄芪各9~15克，甘草、炒白术各3~6克，炒升麻1.5~2.1克。

【功能主治】治气虚下陷，血崩血脱，亡阳垂危等症。

【用法用量】水煎服。如兼阳气虚寒者，加肉桂、附子、干姜；如兼滑脱者，加乌梅2个，或文蛤2.1~2.4克。

4. 补经固真汤

【来源】明·《证治准绳．女科》卷一方。

【组成】人参、干姜末各6克，橘皮1.5克，白葵花16朵，柴胡、炙甘草、郁李仁、黄芩（后入）各3克。

【功能主治】治白带，崩中，漏下。

【用法用量】水煎去渣，空腹热服。

二十五、带下病

带下症：妇女阴道内流出一种黏腻或稀薄的液体，绵绵不断如带的，称为带下。至于妇女在生理发育时期，在经期前后，或妊娠初期，阴道亦可排少量分泌物，无色透明，常感湿润，属于生理现象，不为带下。

临床表现：妇女分泌物异常增多，或杂有其他色泽者，或黏稠如胶液，或稀薄如水状、秽臭，并拌有瘙痒、灼热痛等局部刺激症状，以及腰酸腿软、小腹胀痛。

1. 固阴煎

【来源】清·《景岳全书.新方八阵》卷五十一方。

【组成】人参15克，熟地黄9至15克，炒山药6克，山茱萸4.5克，炒远志21.克，炙甘草3~6克，五味子十四粒，菟丝子（炒香）6~9克。

【功能主治】治阴虚滑泄，带浊淋遗，及经水因虚不固等症。

【用法用量】水煎，食远服。

2. 完带汤

【来源】清·《傅青主女科》卷上方。

【组成】人参6克，白术、炒山药各30克，白芍药（酒炒）15克，车前子（酒炒）、制苍术各9克，甘草3克，陈皮、荆芥穗（炒黑）各1.5克，柴胡1.8克。

【功能主治】能补中健脾，化湿止带。治带下白色火淡黄，无臭，倦怠便溏，面色，舌质淡或正常，苔白，脉缓或弱。

【用法用量】水煎服，日1剂，分3次服。

二十六、痛经

痛经：是指经期前后或行经期间，出现下腹部痉挛性疼痛，并有全身不适，严重影响日常生活者。

临床表现：每遇经期或经行前后小腹疼痛，随月经周期性发作，甚者疼痛难忍，甚或伴有呕吐汗出，面青肢冷，以致晕厥者。

1. 吴茱萸丸

【来源】宋·《圣济总录》卷一五一。

【组成】人参、大黄（挫碎，微炒）、朴硝、桂（去皮）、牛膝（去苗，酒浸，切，焙）、芎藭、黄芪（挫）各30克，吴茱萸（浸汤七遍，焙干）0.9克，当归（微炙）、桃仁（去皮尖双仁，麸炒微黄）各30克。

【功能主治】治妇人月事欲下，脐腹撮痛不可忍。

【用法用量】上为末，炼蜜为丸，如梧桐子大。每服30丸，加至40丸，空心以酒服下，1日3次。或为散子，每服1.5克，温酒调下。

2. 指迷温经汤

【又称】温经汤，小温经汤。

【来源】日本·《观聚方药补》卷九。

【组成】人参、牛膝、甘草各30克，当归、川芎、芍药、桂皮、牡丹皮、白术各15克。

【功能主治】治妇人经道不通，绕脐寒疝痛彻，其脉沉紧；血海虚寒，或为风邪所袭，月水不利。

【用法用量】水煎服。

3. 十味大建中汤

【来源】宋·《易简方》。

【组成】人参、白芍、桂心、甘草（炙）、黄芪（蜜制）、当归（酒浸）、白茯苓、远志（去心）、龙骨各30克，泽泻15克。

【功能主治】治血脉虚少，筋骨不荫，身倦力弱，心忪痰逆，腹痛膝软，或失血后虚羸不复常，妇人月下不调，带下，腹协作痛。

【用法用量】为粗末，每服15克，水200毫升，加生姜5片，大枣2个，煎取100毫升，空心、食前服。

4. 参芪补膏

【组成】人参60克，黄芪100克，当归50克，大枣20枚，红糖100克。

【功能主治】补脾益肾，养血调经。用于女子青春期由于肾虚所致月经过少，腰背酸软，头晕耳鸣，小腹冷痛，夜尿多等。

【用法用量】将前3味药加水煮2次，取汁浓缩至500毫升；将大枣用文火煮烂，取汁及枣泥，入药汁中煮，加入蜜收膏。用开水冲服，每次20毫升，日服3次，连服2~3剂。

5. 参茸鹿胎丸（中成药）

【组成】人参、鹿茸、鹿胎、橘红、熟地黄、丹参、茴香、栎仁、益母草炭、川芎、荆芥穗炭、白芍、香附、莱芍子、白术、肉桂花、银柴胡、泽泻、槟榔、厚朴、神曲、附子、续断、吴茱萸、砂仁、海螵蛸、茯苓、乌药、牡丹皮、牛膝、龟版、肉豆蔻、木瓜、红花、木香、山药、沉香、当归、甘草。

【功能主治】调经活血、暖宫止带、逐瘀生新。适用于月经不调，行经腰腹疼痛，四肢无力，子宫虚寒，赤白带下，久不受孕，骨蒸痨热，产后腹痛。

【用法用量】制成大蜜丸。口服，每次1丸，每日1~2次。

二十七、子悬

子悬：指妊娠胸胁胀满，甚或喘急，烦躁不安者，又称胎上逼心。
临床表现：症见妊娠期中胸腹胀满，甚则喘急疼痛，烦躁不安。

子悬汤

【来源】清·《叶氏女科》卷二。

【组成】人参3克，当归身、白芍各6克，黄芩、丹参、苏叶、陈皮、砂仁、香附（制）各2.4克。

【功能主治】治子悬。妊娠四五月，君相二火以养胎，平素火盛，以致胎气不和逆上，心胸胀满疼痛。

【用法用量】加生姜3片，葱白3茎，水煎服。

二十八、其他杂症

1. 十全大补丸

【组成】人参、白芍、黄芪、白术、茯苓各80克，熟地黄、当归120克，炙甘草、川芎各40克，肉桂20g。

【功能主治】补气养血，强壮身体。主治气血两亏，面色萎黄，虚劳咳嗽，精神倦怠，遗精失血，腰膝无力，月经失调，产后体虚等证。

【用法用量】先将上药除去杂质，共研细末，炼蜜为丸，如梧桐子大。每服9克，每日2次，温开水送服。

【注意】孕妇慎用；外感发热者，不宜服用。

2. 五灵脂汤

【来源】清·《妇科玉尺》卷四方。

【组成】人参、川药、白芍药、茯苓各 2.4 克，五灵脂、当归尾、陈皮、白术各 3 克，炙甘草 0.9 克。

【功能主治】治产后闪伤。

【用法用量】加砂仁少许，水煎服，日 1 剂，早晚各服 1 次。

3. 参苏汤

【又称】二味参苏饮；参苏散，小参苏饮；人参苏木散；参苏夺命丹。

【来源】宋·《妇人良方》卷二十二。

【组成】人参 30 克（另末），苏木 60 克。

【功能主治】治产后血入于肺，面黑发喘欲死者。

【用法用量】以水两碗煮苏木，取一碗去渣，调参末，随时加减服。

4. 春温汤

【来源】清·《辩证录》卷十一。

【组成】人参、巴戟天、白术、杜仲、菟丝子各 15 克，肉桂 3 克，破故纸 9 克。

【功能主治】治妇人下身冰冷，非火不暖，交感之时，阴中无温热之感。

【用法用量】水煎服。

5. 温胞散

【又称】温胞饮。

【来源】清·《辨证录》卷十一。

【组成】人参、杜仲、菟丝子、芡实、山药各 9 克，白术、巴戟天各 30 克，破故纸 60 克，肉桂 6 克，附子 0.9。

【功能主治】治妇人心肾火衰，胞胎寒冷，下身冰凉，非火不温，交感之时，阴中不见有温热之气。

【用法用量】水煎服。

6. 苏气汤

【来源】清·《辨证录》卷五。

【组成】人参30克，陈皮3克，枳壳0.9克，菖蒲1.5克。

【功能主治】治气虚至极之厥证。突然之间，如人将冷水浇背，陡然一惊，手足厥冷，不知人，已而发热，则渐渐苏醒，一日三四次如此，脉必微而无力，而舌必滑润也。

【用法用量】水煎服。1剂轻，二剂更轻，连服数剂痊愈。

7. 五味子汤

【来源】明·《证治准绳·女科》卷五方。

【组成】人参、炒五味子、杏仁各6克，陈皮、麦门冬（去心）各3克。

【功能主治】治产后喘促，脉伏而厥。

【用法用量】加生姜3片，大枣2枚，水煎服。

8. 竹茹引子

【来源】宋·《太平圣惠方》卷七十九。

【组成】人参（去芦头）、竹茹、白茯苓、黄芪（锉）各30克，甘草0.3克（炙微黄，锉）。

【功能主治】治产后内虚，烦闷短气。

【用法用量】上锉细和匀。每服15克，以水一大盏，加大枣3个，煎至五分，去滓温服，不拘时候。

9. 人参三白汤

【来源】清·《医学心悟》卷二。

【组成】人参6克，白术、白芍、白茯苓各4.5克，附子（炒）3克，枣2枚。

【功能主治】治女劳复。其证头重不举，目中生花，腰背疼痛，小腹里急绞痛。

【用法用量】水煎服。

10. 辰砂七珍散

【来源】清·《张氏医通》卷十五方。

【组成】人参、菖蒲各 30 克，川芎 22.5 克，朱砂 6 克，细辛 7.5 克，防风 12 克，炙甘草 10.5 克。

【功能主治】治产后血虚不语。

【用法用量】研为细末，每服 9 克，薄荷汤送下，胖人加半夏，茯神，僵蚕；瘦人加当归，蝎尾，钩藤。

第三节　人参在儿科的应用

一、水痘

水痘：以其形态如豆，色泽明净如水泡，故名。亦称"水花"、"水喜"。

临床表现：以发热，皮肤分批出现丘疹、疱疹、结痂为其特征。

1. 快斑汤

【来源】明·《证治准绳·幼科》集四方。

【组成】人参 1.5 克，当归、防风、木通各 3 克，甘草 0.9 克，木香，紫草，蝉蜕各 0.6 克。

【功能主治】治痘疮。

【用法用量】水煎服，日 1 剂，分 3 次服。

2. 保元汤

【来源】明·《医学入门》卷三方。

【组成】人参 3 克，黄芪 4.5 克，甘草 1.5 克。

【功能主治】治小儿慢惊风，及痘疹行气不足，应出不出，无表里症者。

【用法用量】加生姜，水煎服。

3. 十宣散

【又称】十奇散；托里十补散。

【来源】明·《政治准绳·幼科》集四方。

【组成】人参、黄芪、当归各 6 克，厚朴（姜制）、桔梗、川芎、防风、甘草、白芷各 3 克，桂心 0.9 克。

【功能主治】治痘疮里虚。

【用法用量】研为细末，每服 3～6 克，木香煎汤调下。

二、麻疹

麻疹：是以往儿童最常见的急性呼吸道传染病之一，其传染性很强，在人口密集而未普种疫苗的地区易发生流行，约 2～3 年发生 1 次大流行。

临床表现：以发热、上呼吸道炎症、眼结膜炎等而以皮肤出现红色斑丘疹和颊黏膜上有麻疹黏膜斑及疹退后遗留色素沉着伴糠麸样脱屑为特征。

1. 消疹汤

【组成】人参 3g，黄芪、紫草各 6g，白术、当归各 5 克，陈皮、升麻、柴胡、红花各 3g。

【功能主治】具有扶正托邪的功能。适用于正虚邪陷麻疹逆证。症见神情倦怠，身形瘦削，身微热，面色白亮而无神，唇白淡，微呕，便溏，尿清，舌质淡，苔白。皮疹隐于皮下，欲出不出，或皮疹色淡，旋出旋收。

【用法用量】水煎，及时服，每日 1～2 剂。

三、咳嗽

咳嗽：有声无痰为咳，有痰无声为嗽，有声有痰的叫咳嗽。

临床表现：咳嗽频作。

1. 鳖血丸

【来源】元·《世医得效方》卷十二。

【组成】人参 15 克，川芎、芜荑、北柴胡各 30 克，使君子 21 个，胡黄连、川黄连各 60 克。

【功能主治】治小儿疳劳，潮热往来，五心烦躁，盗汗咳嗽。

【用法用量】上药用鳖血 100 毫升，吴茱萸 30 克，拌和"二连"，淹一宿，次早炒干透，出吴萸并血，只用"二连"，加余药杵末，粟米粉糊为丸，如麻子大。每服 20 丸，食前热水送下。

2. 张焕养肺汤

【来源】明·《证治准绳·幼科》卷九方。

【组成】人参、桂心各 15 克，紫苑、半夏（汤洗）、款冬花、炙阿胶各 30 克。

【功能主治】治咳嗽。

【用法用量】研为细末，每服 3 克，加生姜 2 片，糯米 5 粒，水煎，去渣服。

3. 人参生犀散

【来源】宋《小儿药证直诀》卷六方

【组成】人参（切，去芦）9 克，前胡（去芦）21 克，甘草（炙黄）6 克，桔梗、杏仁（去皮尖，略晒干，为末）各 15 克。

【功能主治】解时气，调胃进食。治小儿时气寒壅，咳嗽，痰逆喘满，心忪惊悸，脏腑惑秘或泄；及一切风热，服寻常凉药即泻而减食者。

【用法用量】将前四味为末，后入杏仁，再粗萝罗过。每服 6 克，水 150 毫升，煎至八分，去滓，食后温服。

4. 人参五味子汤

【来源】清·《幼幼集成》卷三方。

【组成】人参、茯苓、麦门冬各 3 克，白术 4.5 克，五味子 1.5 克，炙甘草 2.4 克，生姜 3 片，大枣 3 枚。

【功能主治】治小儿久嗽脾虚，中气怯弱，面白唇白。

【用法用量】水煎服，每日 1 剂，早晚各服 1 次。

5. 人参前胡散

【来源】宋·《小儿卫生总微论方》（《保幼大全》、《保婴大全》）卷十六方。

【组成】人参、前胡、柴胡各 30 克，桔梗、半夏、地骨皮、炙甘草各 15 克。

【功能主治】治小儿寒热往来，咳嗽。

【用法用量】研为细末，每服 3 克，加生姜 2 片，水煎服，日 1 剂，早晚各服 1 次。

四、流涎

流涎：多见于 1 岁左右的婴儿，常发生于断奶前后，是一种以流口水较多为特征的病症。

临床表现：流口水较多。

1. 温胃散

【来源】明·《证治准绳·幼科》集八方。

【组成】人参、肉豆蔻、半夏（矾水浸，炒黄）、白术、干姜、甘草各 15 克，丁香 30 克。

【功能主治】治小儿脾冷流涎。

【用法用量】研为粗末，每服 3 克，加生姜 2 片，水煎，食前服。

2. 固涎散

【来源】《千家妙方》。

【组成】人参（煎汤）、菖蒲、远志、五倍子、当归、茯苓各 9 克，桑螵蛸 30 克，山茱萸 12 克，龟版 15 克。

【功能主治】健脾安神，收敛止涎。治小儿多涎症。

【用法用量】上为细末。每服 6 克，人参汤送下，无人参，可用党参三倍量。亦可煎服。

五、呕吐

呕吐：食物由胃中经口而出之证。

1. 丁香安胃汤

【来源】宋·《医学启蒙》卷四。

【组成】人参、白术、甘草各 1.5 克，丁香 1.2 克，茯苓、陈皮、半夏、藿香各 3 克。

【功能主治】治胃虚呕吐不止，食不得入。

【用法用量】加生姜 5 片，水煎服。

2. 天麻四君子汤

【来源】明·《普济方》卷三六一。

【组成】人参、白术、白茯苓、天麻、甘草各 6 克。

【功能主治】治小儿变蒸，吐乳泄泻，慢惊体弱；气虚眩晕。

【用法用量】上为末，每服 1.5 克，热汤点服。慢惊体弱着，冬瓜仁、枣子汤点服。

3. 人参散

【来源】宋·《太平圣惠方》卷八十三方。

【组成】人参、炒当归各 15 克，炙甘草、炮姜、黄芪、细辛各 0.3 克。

【功能主治】治小儿卒吐下，腹痛不止。

【用法用量】研为粗末，每服 3 克，水煎服，早晚各服 1 次。

4. 定吐紫金丹

【来源】清·《幼科指掌》卷三。

【组成】人参 3 克，白术（炒）、茯苓、广藿香梗各 30 克，木香 15 克，建莲子 30 克，丁香 6 克，甘草 9 克。

【功能主治】治小儿呕吐。

【用法用量】生姜汁浸一宿，晒干，为末。每服 1.5 克，生姜汤或淡参汤送下。

5. 肉豆蔻散

【来源】明·《证治准绳·幼科》集七方。

【组成】人参、炙甘草 15 克，肉豆蔻、桂心各 0.3 克。

【功能主治】治霍乱吐泻腹痛。

【用法用量】研为粗末，每服 3 克，加生姜少许，水煎服。

6. 人参白术茯苓汤

【组成】人参 10g，白术、茯苓、陈皮各 9g，甘草 6g。

【功能主治】具有养胃气，降逆止呕的功能。适用于胃气虚弱引起的吐乳。症见吐出清水，不酸不腐，食欲差，囟门多凹陷，手足不温，面黄带白，神情淡漠，倦怠嗜睡，舌质淡，苔薄，脉细无力。

【用法用量】共研为粗末，每次 3～6g、加生姜 3 片，大枣 1 枚，水煎服。亦可改作汤剂水煎服，用量按原方比例酌减。

六、泄泻

泄泻：是指排便次数增多，粪便稀薄，或泻出如水样。

临床表现：大便稀薄，甚至水样，次数增多，一般无脓血和里急后重。

1. 六神散

【来源】元·《世医得效方》卷十二方。

【组成】人参、炒山药、白术各 15 克，甘草 6 克，茯苓、炒扁豆各 30 克。

【功能主治】治小儿腹痛啼哭，面青口中气冷，肢冷，便泻青白粪，不吮乳。

【用法用量】每服 3 克，加生姜 2 片，大枣 1 枚，水煎服。

2. 车前子散

【来源】明·《证治准绳·幼科》集七方。

【组成】人参、茯苓各 30 克，猪苓、车前子、香薷各 45 克。

【功能主治】治暑月霍乱吐泻，烦闷引饮，小便不利。

【用法用量】研为粗末，灯心煎汤调下。

七、积滞（消化不良）

积滞：指小儿内伤乳食，停聚不化，气滞不行所形成的一种胃肠疾患。

临床表现：不思饮食，食而不化，腹部膨胀，大便不调等特征。

1. 藿香饮

【来源】明·《证治准绳·幼科》集七方。

【组成】人参、半夏（汤煮透，焙干）、赤茯苓、炙甘草各30克，苍术（米泔浸，炒）60克，陈皮、藿香22.5克，制厚朴45克。

【功能主治】治脾胃不和，饮食进少。

【用法用量】研为粗末，每服6克，加姜2片，枣1枚，水煎或入盐同煎，空腹服。

2. 健脾散

【来源】明·《证治准绳·幼科》集七方。

【组成】人参、茯苓各30克，厚朴（姜制炙）90克，苍术（米泔浸）120克，陈皮150克，甘草（半生半熟）、草果各60克。

【功能主治】治小儿脾胃虚弱，湿滞中焦，胸腹胀满，不思饮食，呕恶，肢体倦怠。

【用法用量】研为粗末，每服3克，加姜、枣，水煎服。

3. 实脾丸

【来源】宋·《魏氏家藏方》卷十。

【组成】人参（去芦）、白术（炒）、缩砂仁、陈皮（去白）、麦芽（炒）各15克，神曲（炒）9克，半夏曲9克，藿香（去土）9克。

【功能主治】治小儿脾虚，不美饮食，兼治乳食不消，黄瘦。

【用法用量】用蒸饼糊为丸，如黍米大。每服三五十丸，食前服，白汤送下。

4. 人参丸

【又称】参术丸。

【来源】宋·《太平惠民和剂局方》卷十。

【组成】人参（去芦）、丁香、陈皮（去白）、干姜（炮）、白术各 0.3 克，半夏（汤洗七次）15 克。

【功能主治】小儿宿食不消，吐痰涎；逆食，干呕食少。

【用法用量】上为末，炼蜜为丸，如麻子大。每 3 岁小儿服 10 丸，温汤送下。不拘时候，1 日 2 次。

5. 人参干姜汤

【组成】人参、炙甘草各 3g，白术 6g，干姜 5g。

【功能主治】具有温中止泻的功能。适用于过食生冷引起的积滞。症见面色苍白，四肢逆冷，呕吐食物，嗳腐吞酸，不思饮食，脘胀腹痛，痛则欲泻，泻后痛止，便稀似水，腥臭异常，舌苔白腻，脉沉迟，指纹红滞。

【用法用量】水煎，分 3 次服，每日 1 剂。或共研细粉，水泛为丸，每日 2~3 次，用温开水送服 1~3g。

八、惊风

惊风：是小儿时期常见的一种以抽搐伴神昏为特征的症候，又称"惊厥"，俗名"抽风"。

临床表现：临床以四肢抽搐或意识不清为主要特征。

1. 琥珀丸

【来源】明·《先醒斋医学广笔记》卷三方。

【组成】人参、琥珀、甘草、莲子肉各 90 克，山药 30 克。

【功能主治】治小儿满惊。

【用法用量】研为细末，炼蜜为丸，朱砂为衣。每服 3 克，温水送服。

2. 方二

【组成】人参、附片、肉桂各 3 克，白术、茯苓、甘草、黄芪、山药各 6 克。

【功能主治】具有温补脾肾，益气防脱的功能。适用于脾肾阳衰引起的慢惊风。症见摇动，手足蠕动，精神萎弱，昏睡不醒，面色晦黄，囟陷冷汗，四肢厥冷，大便清稀，呼吸微弱，舌淡苔白，脉沉微弱。

【用法用量】水煎，分 3 次服，每日 1 剂。

九、遗尿

遗尿：小儿睡中小便自遗，醒后方觉的一种疾病。

临床表现：小儿睡中小便自遗，醒后方觉。

1. 鹿茸散

【来源】明·《证治准绳．类方》第六册方。

【组成】人参、白芍药、当归、桑寄生、龙骨（别研）各 30 克，鹿茸（酥炙）、炙乌贼骨各 90 克，炙桑螵蛸 45 克。

【功能主治】治肾虚，腰脐冷痛，夜遗小便。

【用法用量】研为细末，入龙骨同研匀，每服 3 克，空腹温酒送下，日、晚、临卧各 1 次。

2. 方二

【组成】人参、当归、白术、益智仁、山药各 5 克，陈皮、升麻、柴胡、甘草各 3 克，黄芪 9 克。

【功能主治】具有健脾益肺，佐以固涩的功能。适用于脾肺气虚引起的小儿遗尿。症见小便频数，尿量不多，睡中遗尿，气短声怯，动辄汗出，易于感冒，食少便溏，舌淡无华，脉细弱。

【用法用量】水煎，分 3 次服，每日 1 剂。

第四节　人参在外科的应用

疮疡：是各种致病因素侵袭人体后引起的体表化脓性疾患。

临床表现：红、肿、热、痛、溃脓。

1. 姜附汤

【来源】明·《外科枢要》卷四。

【组成】人参、附子（炮，去皮脐）各15克，干姜、白术各7.5克。

【功能主治】治疮疡，真气亏损，或误行汗下，或脓血出多，失于补托，以致上气喘急，自汗盗汗，气短头晕。

【用法用量】水煎服。

2. 托里益中汤

【来源】明·《外科枢要》卷四。

【组成】人参、白术、陈皮、半夏、茯苓、炮姜各3克，木香、炙甘草各1.5克。

【功能主治】治疮疡中气虚弱，饮食少思，或疮不消散，或溃而不敛。

【用法用量】生姜、大枣为引，水煎服。

3. 神秘陷脉散

【来源】明·《疡科选粹》卷二方

【组成】人参、黄芪、当归（酒洗）、赤芍药、川芎、乳香、没药各1.5克，粉甘草、橘红、地骨皮、五加皮、忍冬各2克。

【功能主治】托里消毒，行气破血。治痈疽初起。

【用法用量】水酒各半，煎，调乳香、没药服。

4. 治疖方

【组成】人参、鹿角胶各8克，黄芪15克，熟地黄20克，麻黄、肉桂、炮姜、甘草、白芥子各3克。

【功能主治】疖，头面部多发性疖肿。

【用法用量】用水煎沸15分钟后，滤出药液，再加水煎20分钟，去渣。将2次煎得的药液兑匀，分服，每日1剂。

第五节　人参在眼科的应用

1. 石决明散

【来源】元·《世医得效方》卷十六。

【组成】人参（蜜炙）15 克，石决明（火锻）、薄荷叶各 30 克，蒺藜（炒去刺）、荆芥穗各 60 克。

【功能主治】治眼生外障。

【用法用量】上各于地上出大火毒，研末。每服 6 克，食后砂糖冷水调下。

2. 黄连人参膏

【来源】明·《景岳全书》卷六十。

【组成】人参、宣黄连各 1.5 克或 3 克。

【功能主治】治目赤痒痛。

【用法用量】上切碎。用水 50 毫升，同浸，饭锅蒸少顷，取出冷定，频点眼角；或临用时研入冰片少许更妙。

3. 散翳还睛散

【来源】清·《医宗金鉴》卷七十七。

【组成】人参、桔梗、茯苓各 3 克，五味子、细辛各 1.5 克，车前子、防风各 6 克。

【功能主治】散翳，翳从瞳仁内透出，散如鳞点之状，乍青乍白胞内起粟而烂，瞳仁痛楚。

【用法用量】上为粗末。以水 300 毫升，煎至 100 毫升，去滓，夜食后温服。宜用金针拨其内翳后，再服本方，后用散翳补肝散收功。

4. 镇心丸

【来源】宋·《眼科龙木论》卷三。

【组成】人参、石决明、茯苓、大黄各 30 克，远志、细辛、干山药、防风各 60 克。

【功能主治】治膜入水轮，外障。

【用法用量】上为末，炼蜜为丸，如梧桐子大。每服 10 丸，空腹茶清送下。

5. 凝翳通明散

【来源】清·《医宗金鉴·眼科心法要诀》卷七十七方。

【组成】人参、芜蔚子、桔梗、茯苓各3克，防风4.5克，玄参、车前子、柏子仁各6克。

【功能主治】治黑水凝翳内障，症见瞳仁微大，瞳内微青白色，大小眦头涩痛，眼中见花，黄黑不定，频频下泪等。

【用法用量】研为粗粉，水煎，食后服。

6. 姜桂参苓首乌汤

【来源】清·《四圣心源》卷八。

【组成】人参、首乌、桂枝、茯苓、干姜各9克，甘草6克。

【功能主治】治目珠塌陷。

【用法用量】煎100毫升，温服。

7. 菟丝子丸

【来源】宋·《圣济总录》。

【组成】人参、菟丝子（酒浸一宿，别捣末）、白茯苓（去黑皮）、山芋、防风（去叉）、车前子、熟干地黄（焙）、黄芪（锉）、石决明各30克。

【功能主治】治肾肝虚，目昏暗，不能远视。

【用法用量】上为末，炼蜜为丸，如梧桐子大。每服20丸，空心温酒送下，临卧再服。

8. 镇肝丸

【来源】宋·《秘传眼科龙目论》卷四方。

【组成】人参、山药、细辛、五味子、茯苓、车前子各30克，羌活、石决明各60克，藁本45克。

【功能主治】治暴赤眼后急生障。

【用法用量】研为细末，炼蜜为丸，梧桐子大。每服10丸，空腹茶水送下。

9. 补肝汤

【来源】宋·《秘传眼科龙术论》卷一。

【组成】人参、芍药、细辛、桔梗、车前子、茯苓各 30 克，羌活、防风各 60 克。

【功能主治】治乌风内障

【用法用量】上为末，每服 3 克，以水 150 毫升，煎至 50 毫升，去滓，食前温服。

10. 白内障方 1

【组成】人参、黄芪各 4 克，升麻 23 克，葛根 9 克，白芍、黄柏各 6 克，蔓荆子 4.5 克，甘草 2 克。

【功能主治】补中，益气。主治中气不足，清阳不升，风热上扰所引起的白内障初起者。

【用法用量】将上药液用水煎汁，分 3 次服用，每日 1 剂，7 日为 1 个疗程，一般服用 3~4 个疗程。

11. 白内障方 2

【组成】人参 3 克，珍珠粉 60 克，苍术 24 克。

【功能主治】健脾燥湿，退翳明目。主治脾虚气弱所引起的老年性白内障。

【用法用量】将上药用水煎汁，早晚各 1 次，分次饮食。

12. 白内障方 3

【组成】人参、山药、茺蔚子、车前子、柏子仁各 50 克，石决明 100 克，细辛 20 克。

【功能主治】清热，平肝。主治口苦、咽干、尿黄的白内障。

【用法用量】将上药共研成细末，炼成重 15 克的蜜丸，每次服 1 丸，每日 2 次。

13. 白内障方 4

【组成】人参、白术各 6 克，黄芪、山药各 15 克，茯苓 18 克，甘草 3 克。

【功能主治】老年性白内障。

【用法用量】用水煎服，每日 2 次。

14. 泪囊炎方

【组成】人参、地骨皮各 20 克，茯苓、远志、防风各 30 克，黄芪 45 克，知母 40 克，大黄 15 克。

【功能主治】慢性泪囊炎。

【用法用量】将上药共研成细末，每次取 3 克，水煎去渣，趁温服用，每日 2 次。

15. 倒睫方

【组成】人参、黄芪、生甘草各 3 克，柴胡、黄连各 2.1 克，蔓荆子、葛根、当归、防风各 1.5 克，细辛叶 0.9 克。

【功能主治】眼楞紧急而致倒睫卷毛。

【用法用量】上药作 1 服。用 300 毫升水，煎至 150 毫升后，去渣稍热服用。

第六节　人参在耳科的应用

1. 气虚散

【来源】清·《崇崖尊生全书》卷六。

【组成】人参、石菖蒲、甘草各 3 克，当归、木通、骨碎补各 6 克。

【功能主治】治气虚耳鸣，耳聋。

【用法用量】水煎服；外用牙皂、石菖蒲末塞鼻。

2. 熟干地黄散

【来源】宋·《太平圣惠方》卷三十六。

【组成】人参（去芦）、牡荆子、白茯苓、磁石（捣碎，水淘去赤汁）、当归（锉，微炒）各30克，熟干地黄、桂心各45克，附子（炮裂，去皮脐）、牡丹皮、芎15克。

【功能主治】劳聋。治肾气不足，耳无所闻。

【用法用量】上为散，每服先以水300毫升，入羊肾一对（去脂模，切），煎至200毫升，去肾，入药15克，加大枣三枚，生姜5片，同煎至五分，去滓，食前温服。

3. 桂心汤

【又称】磁石散

【来源】宋·《圣济总录》卷一一四。

【组成】人参、芍药、木通（锉）各0.45克，桂心（去皮）、羌活（去芦头）、黄芪（锉）各0.3克，防风（去叉）15克，磁石（锻，醋淬七遍）60克。

【功能主治】治肾气不足，耳聋，耳中虚鸣。

【用法用量】上为末。每服5克，水300毫升，先煮羊肾1只，去肾取汁150毫升，然后下药，煎至七分，去滓温服。

4. 补肾汤

【来源】宋·《增补内经拾遗》卷一一四。

【组成】人参、白茯苓、五味子、川芎各3克，甘草（炙）、黄芪（炙）、熟地各2.4克。

【功能主治】治肾虚耳鸣。

【用法用量】用水200毫升，加红枣2枚，煎八分，空心服。

5. 肾沥汤

【来源】宋·《太平圣惠方》卷七。

【组成】人参（去芦头）、桂心、熟干地黄、山茱萸各0.9克，附子30

克（炮裂，去皮脐），磁石（捣碎，水淘去赤汁，以帛包之）、肉苁蓉各60克（酒浸一宿，去皱皮，炙令干）。

【功能主治】治肾脏风虚，两耳常鸣。

【用法用量】上为粗散。每服15克，以水300毫升，用羊肾一对（切去脂膜），加生姜5片，韭白3茎，与磁石包之同煎至五分，去渣，空心及晚食前温服。

6. 老年性耳聋耳鸣

【组成】人参、黄芪各4克，升麻23克，石菖蒲15克，葛根9克，白芍、黄柏各6克，蔓荆子4.5克，炙甘草2克。

【功能主治】益气，和中。主治脾胃虚弱所引起的老年性耳聋、耳鸣。

【用法用量】将上药用水煎汁，分3次服用，每日1剂，7日为1个疗程。

7. 益气升清汤

【组成】人参、白芍、黄柏、葛根、蔓荆子各9克，黄芪20克，升麻6克，炙甘草5克。

【功能主治】聪耳明目，益气升清。主治头痛目眩，耳鸣耳聋，视物不清，清阳不升，中气不足，风热上扰等。

【用法用量】用水煎服，每日1剂。

参 考 文 献

1. 药典委员会. 中华人民共和国药典［S］. 北京：化学工业出版社，2005

2. 中国民间中医医药研究开发协会，中药外治专业委员会编. 糖尿病独特秘方绝招［M］. 北京：中国中医药科技出版社，1996.

3. 《偏方大全》编写组. 偏方大全［M］. 北京：北京科学技术出版社，1987.

4. 吴子明，曹可仁. 养生长寿饮食指南［M］. 长沙：湖南科学技术出版社，2000.

5. 曾宪策，曾庆编著. 100种常见病药食治［M］. 重庆：重庆出版集团，重庆出版社，2008.

6. 胡献国，胡爱萍，胡皓，胡熙曦主编. 西洋参［M］. 北京：人民军医出版社，2008.

7. 付群，陈友平主编. 山药治病亦养生［M］. 上海：上海科学技术文献出版社，2007..

8. 张兴儒 主编. 新编老年病及养生偏方验方全书［M］. 上海：上海科学技术文献出版社，2008.

9. 秋雨 主编. 小偏方·小食物治百病［M］. 北京：中国画报出版社，2008.

10. 张兴儒 主编. 新编临床常见病偏方验方全书［M］. 上海：上海科学技术文献出版社，2008.

11. 送承吉. 中国人参方集［M］. 北京：中国医药科技出版社，2006.

12. 关培生. 食疗中药大全［M］. 上海：上海世界图书出版公司，2004

13. 王其胜. 本草养生美食丛书—降糖［M］. 北京：北京出版社，2005

14. 肖培根. 新编中药志［M］. 北京：化学工业出版社，2002

15. 人参的做法及营养知识详细介绍. http：//www.ttmeishi.com.